LE

CHOLÉRA AU PHARO

ÉTUDE CLINIQUE

PRÉCÉDÉE DE

QUELQUES CONSIDÉRATIONS ÉTIOLOGIQUES
ET PROPHYLACTIQUES

PAR

M. le Dr TRASTOUR
MÉDECIN DES HÔPITAUX DE MARSEILLE.

MARSEILLE
TYPOGRAPHIE ET LITHOGRAPHIE J. CAYER
Rue Saint-Ferréol, 57

1885

LE

CHOLÉRA AU PHARO

LE

CHOLÉRA AU PHARO

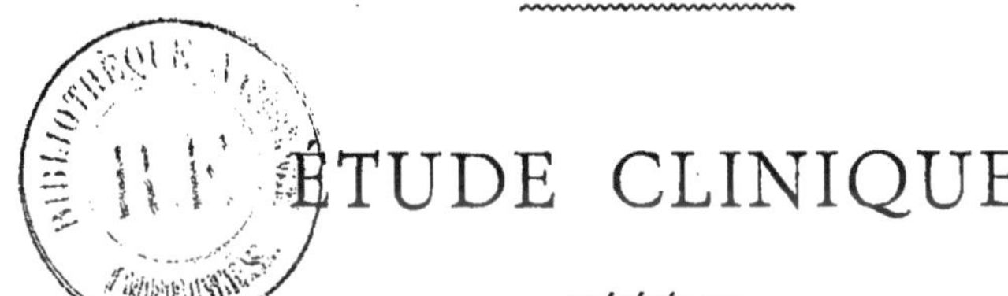

ÉTUDE CLINIQUE

PRÉCÉDÉE DE

QUELQUES CONSIDÉRATIONS ÉTIOLOGIQUES
ET PROPHYLACTIQUES

PAR

M. le Dr TRASTOUR

MÉDECIN DES HÔPITAUX DE MARSEILLE.

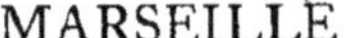

MARSEILLE
TYPOGRAPHIE ET LITHOGRAPHIE J. CAYER
Rue Saint-Ferréol, 57

1885

AVANT-PROPOS

L'épidémie cholérique qui a désolé Marseille pendant quatre longs mois, est terminée. Elle a duré 126 *jours, du* 26 *juin au* 29 *octobre* 1884, *et elle a occasionné* 1781 *décès, sans compter ceux qui ont été dissimulés.*

Ayant été chargé par l'Administration des Hospices de diriger l'important service des cholériques, pendant toute la durée de l'épidémie, je me propose de faire l'histoire du choléra de 1884, *étudié exclusivement à l'hôpital du Pharo.*

Je laisse à mes honorables et savants confrères Riestch et Nicati, chargés de la direction du Laboratoire du Pharo, le soin de publier tout ce qui a trait à l'anatomie pathologique du choléra et aux découvertes récentes sur la nature parasitaire de cette affection.

En écrivant ces lignes, je n'ai pas la prétention de faire un traité sur la matière. Mon but est beaucoup plus modeste; je désire simplement exposer dans ce travail le résultat de mes observations et l'enseignement qui en découle au point de vue du traitement.

Ma relation sera donc surtout clinique et thérapeutique. Mais je n'ai garde d'oublier que j'écris dans une ville où les questions sanitaires ont toujours passionné la population tout entière presque autant que le public médical lui-même. Aussi, je ferai précéder cette étude de quelques considérations sur l'importation du choléra, sur sa contagion et sur ses différents modes de propagation.

Je suis heureux de profiter de cette circonstance pour remercier mes internes, Messieurs Giraud, Oddo et Bernard, ainsi que les externes de mon service, Messieurs Tasso et Icard, du concours dévoué et intelligent qu'ils n'ont cessé de me prêter. Je me plais aussi à rendre un public hommage au courage qu'ils ont montré pendant les tristes journées que nous venons de traverser.

Marseille, décembre 1884.

LE

CHOLÉRA AU PHARO

HISTORIQUE

DU

DÉBUT DE L'ÉPIDÉMIE

Tout le monde sait comment le choléra a débuté à Toulon.

« Le premier cas s'est montré le 13 juin, comme un coup de tonnerre dans un ciel serein. » (Dr Cunéo). Les habitants de cette ville accusaient le transport *la Sarthe*, arrivé depuis peu de Saïgon, de l'avoir apporté dans leurs murs. Il est vrai que ce navire venait d'un pays contaminé et qu'il avait eu deux cholériques à bord. Il est vrai aussi qu'à Saïgon même, où ces deux cas s'étaient déclarés, toutes les mesures les plus énergiques avaient été prises. Les deux malades avaient été immédiatement débarqués et *la Sarthe* envoyée en quarantaine au cap Saint-Jacques où on la désinfecta par des grattages, des badigeonnages, des fumigations, etc.

Depuis son départ du cap Saint-Jacques jusqu'à son arrivée à Toulon, c'est-à-dire pendant une traversée de 45 jours, il n'y eut plus aucun malade cholérique à bord de *la Sarthe*. On imposa néanmoins au navire une quarantaine de trois jours, (Brouardel, communication à l'Académie de médecine, séance du 1er juillet).

Il semblait donc que les précautions les plus minutieuses eussent été prises, et cela explique pourquoi les savants médecins envoyés à Toulon par le Ministre du Commerce et le Ministre de la Marine ne purent pas trouver la *fissure* par où le choléra avait pénétré.

Mais quelques officiers de la marine, que j'ai eu occasion d'interroger depuis, m'ont affirmé qu'on avait l'habitude, à bord des vaisseaux de l'État, de conserver les effets des hommes de l'équipage qui viennent à succomber et de ne les rendre qu'aux magasins du port d'attache. Or, un des deux matelots de *la Sarthe*, atteints du choléra, avait succombé à l'hôpital de Saïgon. A-t-on conservé à bord les hardes de cet homme, et est-ce par cette voie que le choléra a pénétré à Toulon ?

Le docteur Carence répond à cette question par l'affirmative et s'exprime en ces termes dans une communication adressée à M. le docteur de Villiers pour être présentée à l'Académie de Médecine :

« Les premiers cholériques observés à Toulon ont été des matelots restant à bord des pontons-casernes de la division des équipages de la flotte et servant de magasins pour les vêtements et sacs des marins de la flotte ; ces sacs contiennent les effets des marins morts aux colonies. *Quelle que soit la cause du décès*, on ouvre ces sacs pour en renvoyer le contenu aux familles ou pour le vendre. Il n'y a rien d'impossible à admettre que quelques sacs de cholériques, provenant de l'Indo-Chine, ayant été ouverts dès leur retour à Toulon, aient pu importer le choléra sur le continent. Tel est le fait probable ; car on ne s'explique guère comment le choléra a pu se montrer tout d'abord sur des matelots habitant un vaisseau très bien tenu, très sain et restant à poste fixe dans les bassins de Castigneau, à plusieurs kilomètres de la ville, et que l'épidémie n'ait pas débuté spontanément, comme cela aurait dû avoir lieu, dans les rues étroites et sales des quartiers environnant la darse et dans ces maisons si salement tenues que les matières fécales restent des journées entières dans des vases déposés à même les escaliers, avant d'être vidées dans les ruisseaux. »

Quoi qu'il en soit, MM. Rochard, Brouardel et Proust, dont l'indépendance de caractère et la haute compétence scientifique ne peuvent être mises en doute, hésitèrent à reconnaître au choléra qu'ils observaient à Toulon les caractères du choléra asiatique : 1° parce qu'ils n'avaient pu saisir l'importation; 2° parce qu'ils ne lui reconnaissaient pas la soudaineté d'explosion qui caractérise d'ordinaire le début des épidémies ; 3° parce que la mortalité était relativement faible ; 4° enfin parce qu'il ne s'était pas encore produit à cette époque de dissémination au dehors.

Malheureusement les évènements se chargèrent bientôt de démontrer combien peu ce raisonnement était fondé. L'épidémie de Toulon ne tarda pas à s'aggraver, la mortalité fut beaucoup plus grande et le choléra devint envahissant. En effet, le 26 juin, c'est-à-dire quinze jours à peine après son apparition à Toulon, le choléra se déclarait à Marseille.

MM. Brouardel et Proust, ayant appris à Toulon la mort du jeune lycéen décédé à la rue de Forbin, arrivèrent à Marseille dans la soirée du samedi 28 juin.

J'eus l'honneur de les voir le lendemain matin à l'hôtel ou ils étaient descendus. Les premières questions qu'ils m'adressèrent furent celles-ci : « Avez-vous des cas de choléra à Marseille ? Si oui, quelle est l'opinion de vos confrères au sujet de la nature de ce choléra ? » Voici quelle fut ma réponse à ces deux questions :

« 1° Depuis avant hier, 27 juin, nous avons eu plusieurs décès cholériques.

« 2° Le corps médical de Marseille est à peu près unanime à reconnaître qu'il s'agit du choléra asiatique et que ce choléra nous a été importé par les nombreux émigrants qui ont quitté Toulon pour fuir l'épidémie. »

La visite que nous fîmes ensuite à l'hôpital du Pharo, qui avait déjà reçu quelques malades, acheva de convaincre mes éminents confrères de Paris que nous nous trouvions bien en présence d'une épidémie de choléra asiatique. A cette visite assistaient: M. le docteur Cazelles, préfet des Bouches-du-Rhône, ancien interne des hôpitaux de Paris; M. le docteur Jules Rochard, inspecteur-général du service de santé de la marine, arrivé le matin de Toulon; M. le docteur Métaxas, président de la Commission administrative des hôpitaux de Marseille et quelques-uns de ses collègues de la Commission.

IMPORTATION

Avant d'aborder l'étude clinique du choléra, je crois utile de dire, en quelques mots, quelle est l'opinion dominante parmi les médecins, au sujet de l'importation de cette affection, de sa contagion, de son mode de propagation et des mesures préventives qu'il convient de lui opposer pour se mettre, autant que possible, à l'abri de ses atteintes. Ces différentes questions intéressent particulièrement notre ville dont les relations avec l'Extrême-Orient deviennent tous les jours plus multipliées.

Dans le court aperçu historique qui précède, j'ai fait pressentir ma croyance à l'importation et mes opinions franchement contagionnistes. Mais la théorie qui veut que le choléra ne se développe en Europe qu'après y avoir été importé par l'homme et par les objets qui l'accompagnent n'est pas acceptée par tout le monde. Deux autres doctrines ont encore cours dans le public médical au sujet du mode de production du choléra dans nos pays. La première, représentée aujourd'hui par M. le docteur Bonnafont, enseigne que le choléra est bien originaire du delta du Gange, mais que ses germes, transportés par les courants atmosphériques, peuvent parcourir de grands espaces et ne sont arrêtés ni par les quarantaines, ni par les cordons sanitaires. Les partisans de cette doctrine, qui a fait son temps, sont de plus en plus rares de nos jours. Ils sont naturellement anti-contagionnistes et il faut bien reconnaître qu'ils ont eu au moins le mérite d'obtenir de quelques gouvernements la suppression de ce qu'il y avait d'excessif dans les quarantaines et par conséquent la diminution des entraves apportées à la liberté du commerce.

Une autre école, à la tête de laquelle se trouve M. J. Guérin, ne croit pas à l'importation du choléra. Ne faisant du choléra asiatique et du choléra nostras ou sporadique qu'une seule et même affection, ses adeptes enseignent que le choléra naît sur place, qu'il est précédé et préparé par une constitution médicale régnante. Ils conseillent la suppression des quarantaines, mais ils croient à la contagion du choléra dans une certaine mesure. Je me propose de discuter plus loin la valeur de cette théorie.

Aujourd'hui l'immense majorité des médecins admet l'importation du choléra et croit à sa contagion, ou pour mieux dire, à son pouvoir infectieux. Les preuves qui ont été fournies en faveur de cette doctrine abondent, aussi je me contenterai de citer les plus importantes et, pour cela, je n'ai qu'à retracer très brièvement l'histoire des différentes invasions du choléra.

Première invasion. — C'est en l'année 1817 que le choléra, parti de la presqu'île indienne, commença son funèbre exode à travers le monde. Pendant vingt ans, de 1817 à 1837, il promena ses ravages en Asie, en Europe, en Amérique et dans le nord de l'Afrique. On put le suivre pas à pas dans ses différentes étapes, tantôt accompagnant des caravanes, tantôt décimant des armées en campagne et se communiquant aux habitants des pays envahis, tantôt enfin abordant sur différents points du globe, transporté dans le flanc des navires qui avaient eu des malades à bord.

C'est ainsi qu'on le vit successivement en Perse, en Russie, puis en Pologne, en Allemagne, d'où il gagna l'Angleterre par Hambourg. Des côtes d'Angleterre il arriva à Calais où il éclata le 15 mars 1832, et le 26 du même mois il faisait son apparition à Paris.

Dans le courant de la même année, des navires partis des ports de la Grande-Bretagne le transportèrent dans l'Amérique du Nord et dans le Portugal, d'où il gagna l'Espagne et le nord de l'Afrique.

D'Oran il passa à Marseille, où il éclata le 15 décembre 1834 et où il sévit jusque dans les derniers jours d'octobre 1835. Il y reparut encore, mais avec une intensité bien moindre, dans le courant de l'été 1837.

Deuxième invasion. — Puis, pendant dix ans, l'Europe n'entendit plus parler du choléra. Mais, en 1847, la Russie était de nouveau envahie et, après avoir séjourné pendant près de deux ans en Orient, il reparut successivement en Allemagne et en Angleterre d'où il pénétra en France par le port de Dunkerque, le 20 octobre 1848. Le 7 mars 1849, il était à Paris. La France presque tout entière fut ravagée et Marseille dut, encore une fois, payer au fléau un douloureux tribut. (Sirus-Pirondi et Fabre).

Troisième invasion. — Il n'a pas été possible de déterminer exactement le point de départ de la troisième invasion du choléra en Europe. Ce qu'il y a de certain, c'est qu'après avoir visité les côtes de la Baltique, il se manifesta à Copenhague, puis à Londres et à New-Castle et qu'il était signalé à Paris au mois de novembre 1853, où il séjourna jusqu'à la fin du mois d'août de l'année suivante.

Les mouvements de troupes, nécessités par la guerre d'Orient, le transportèrent dans le midi de la France et la ville de Marseille fut encore envahie. L'épidémie de 1854-1855 fut même la plus meurtrière, contrairement à ce que paraissent croire la plupart des Marseillais qui attribuent le plus grand nombre de victimes à l'épidémie de 1835. Le chiffre des décès cholériques s'éleva à 4,479, tandis qu'en 1834-1835 on n'en compta que 3,441 (V. Seux.)

Des navires, chargés de troupes, partirent en juin 1854 pour l'Orient et notre corps expéditionnaire fut infecté. On connaît les épidémies de Varna et de la Dobrudscha.

Quatrième invasion. — En 1865, le choléra ne suivit plus, pour envahir l'Europe, le même itinéraire que dans les épidémies précédentes. A cette époque, l'Egypte et la mer Rouge étaient devenues les grandes voies de communication entre l'Europe et l'Indo-Chine. Aussi, après avoir atteint la terre des Pharaons, le choléra pénétra en Europe par Constantinople et Marseille.

Ce fait a, il me semble, une imporance extrême au point de vue de la doctrine de l'importation. Empruntant désormais à la vapeur la rapidité de sa marche, le choléra franchit en peu de temps des espaces considérables. Au lieu de mettre deux ans, comme dans la première invasion, pour arriver des bords de la mer Caspienne en France, nous allons voir avec quelle rapidité il va se transporter des côtes de l'Arabie aux côtes de Provence.

En effet, au commencement de mai 1865, des pèlerins, venus de l'Inde, transportent le choléra à la Mecque et dans tout le Hedjaz. Un navire, parti de Djedda, sur la mer Rouge, arrive à Suez le 19, et deux jours après le capitaine et sa femme sont atteints.

Du 2 au 5 juin, quelques cas se déclarent à Alexandrie, et le 12, l'invasion de cette ville était complète.

De ce point de nombreux bateaux le transportèrent à Marseille où, du 11 juin au 31 juillet, on vit débarquer 4,020 personnes, dont 2,293 passagers et 1,727 hommes d'équipages (V. Seux).

Après Marseille, ce fut au tour de Toulon, puis de Paris et d'Amiens. L'Europe entière enfin (1865-1866) subit les atteintes du fléau. Dans l'espace de quelques mois, le choléra visita l'Arabie, l'Egypte, puis la France et toute l'Europe. Il lui fallut un an au plus pour parcourir le monde.

Après la lecture des détails qui précèdent, extraits en grande partie du remarquable article du docteur Desnos, du *Dictionnaire de Médecine et de Chirurgie pratiques*, il est difficile de ne pas croire à l'importation du choléra qui, né sur les bords du Gange, est transporté dans notre vieille Europe, tantôt en suivant la voie de terre et, plus récemment, en prenant la voie maritime et en profitant des moyens de communication, aujourd'hui beaucoup plus rapides, pour étendre ses ravages avec une vitesse beaucoup plus considérable aussi.

De cette dernière épidémie il résulta un enseignement important qui fut mis à profit par les Conférences internationales de Constantinople et de Vienne, où l'éminent et regretté docteur Fauvel joua un rôle presque prépondérant. Il y fut décidé que, pour mettre désormais l'Europe à l'abri des attein tes du fléau asiatique, des mesures énergiques devaient être prises à l'entrée de la mer Rouge. Des quarantaines devaient être établies dans les îles et des lazarets sur les côtes de l'Arabie et sur celles du littoral africain. Enfin une direction de la Santé, siégeant à Suez, assistée d'une Commission Sanitaire internationale, devait décider de toutes les questions concernant le service sanitaire de la mer Rouge.

Pendant dix-huit ans, grâce à ces sages précautions, l'Europe a pu être préservée (1). Malheureusement l'Angleterre ayant, en 1882, mis la main sur l'Egypte, les membres qui composaient la Commission internationale n'eurent plus aucune autorité, et les saines mesures de préservation qui avaient été jusque-là appliquées, furent complètement négligées. Aussi l'intervention anglaise ne tarda pas à produire des conséquences néfastes.

Dès l'année suivante, l'Egypte était visitée par le choléra. Malgré les assertions du docteur Dutrieux-Bey, d'Alexandrie, qui prétendait que le choléra était né spontanément à Damiette et que sa genèse tenait à des conditions d'insalubrité locale, il fut bien démontré par le rapport consciencieux de M. le docteur Mahé, qu'il y fut apporté par un navire venant de Bombay où il sévissait alors épidémiquement. L'Europe fut néanmoins préservée, grâce aux pratiques quarantenaires qui furent partout rigoureusement observées.

Il ne devait pas en être malheureusement de même en 1884, et cette fois il nous est venu directement de l'Extrême-Orient, sans que l'Egypte ait été contaminée. L'histoire de cette cinquième invasion a fait l'objet du premier chapitre de ce mémoire.

---

(1) En 1873, il y a eu en Europe quelques foyers isolés qui provenaient encore de l'épidémie mal éteinte de 1865.

La doctrine de l'importation me paraît être aujourd'hui une question résolue affirmativement. Elle trouve sa confirmation dans les deux propositions suivantes de M. Fauvel :

« 1° Jamais le choléra à marche envahissante n'a pris nais-« sance sur un point quelconque de l'Europe qui n'avait pas « eu de communication avec un autre point où régnait la « maladie.

« 2° Jamais une épidémie de choléra ne s'est propagée « d'un point à un autre dans un temps plus court que celui « nécessaire à l'homme pour s'y transporter (1). »

Cette doctrine est celle qui est acceptée en France par la généralité des médecins et on est réellement en droit d'être surpris de voir un homme de la valeur scientifique de M. Jules Guérin continuer à soutenir depuis 1832 que « l'évolution des épidémies, et des épidémies de choléra en particulier, est un produit de certaines constitutions médicales résultant de modifications successives de l'atmosphère et de l'organisme. » Pour le savant académicien, le choléra n'est jamais importé, il naît spontanément et il est simplement préparé par des conditions purement locales, par ce qu'on est convenu d'appeler une constitution médicale régnante, par un état sanitaire antérieur occasionnant des désordres morbides du côté du tube intestinal, par l'existence enfin de *diarrhées prémonitoires des épidémies*, ainsi que les a appelées M. J. Guérin.

Or, il a été démontré que cette année, à Marseille comme à Toulon, cette constitution médicale diarrhéique avait fait absolument défaut.

Mon savant ami, M. le professeur Cunéo, s'est chargé de faire victorieusement cette preuve pour ce qui concerne Toulon. Quant à Marseille, les chiffres tirés du *Bulletin*

---

(1) Fauvel. — *Bulletins de l'Académie de Médecine.* — Année 1873.

mensuel du Bureau de démographie et de statistique médicale de la ville de Marseille, rédigé par mon excellent confrère le docteur Albenois, donnent les résultats suivants pour les quatre dernières années :

Décès par affections intestinales *à Marseille pendant les années* :

1881........ 221 décès
1882........ 421 »
1883........ 347 »
1884........ 326 »
du 1er janvier au 30 juin.

Il est bien facile de se rendre compte par les chiffres qui précèdent que la mortalité par affections intestinales n'avait pas été plus forte pendant les six premiers mois de l'année 1884 que pendant les mois correspondants des années 1883 et 1882 ; il n'est donc pas possible de dire, ainsi que le prétend M. Jules Guérin, que l'épidémie cholérique que nous venons de traverser ait été précédée par un état sanitaire mauvais.

CONTAGION.

L'importation du choléra est donc, selon moi, une question définitivement jugée. Quant à la contagion, des exemples nombreux et absolument convaincants démontrent également son existence. Le rapport de Briquet pour l'épidémie de 1849 et celui de Barth pour celles de 1854 et de 1865 renferment des faits qui ne peuvent laisser aucune place au doute. Aussi me contenterai-je de citer quelques cas relatifs à l'épidémie de 1884 :

1° Le 30 juin, à la Valette, où était venu mourir, quatre jours avant, un ouvrier de Toulon, le docteur Cunéo constata deux cas de choléra algide *chez des personnes qui n'étaient pas venues à Toulon depuis plusieurs mois.*

La Valette est à 5 kilomètres de Toulon ; c'est un village très propre avec beaucoup d'eau.

2° Un jeune lycéen, parti de Toulon où le lycée venait d'être licencié, arrive à Marseille et meurt du choléra, le 27 juin, à la rue de Forbin. En même temps que ce jeune homme, de nombreux Toulonnais, fuyant leur ville infectée, débarquaient à Marseille. Aussi, le 28 juin, cinq décès cholériques étaient signalés et l'épidémie s'établissait au milieu de nous pour ne cesser que quatre mois après. Il serait bien difficile de ne pas voir dans cette succession de faits l'importation du choléra de Toulon à Marseille, importation due à la contagion produite par les émigrants de Toulon. On avait bien signalé, trois semaines avant, le 7 juin, à l'état-civil de Marseille, un décès par *choléra sporadique.* Mais on sait que nous avons toutes les années quelques décès résultant de cette dernière affection et il n'est pas possible, selon moi, d'établir la moindre relation entre ce fait et l'épidémie cholérique qui éclatait franchement le 27 juin, après l'arrivée parmi nous des émigrants de Toulon.

3° Vers la fin de juillet, un foyer cholérique se produit, à Marseille, dans le couvent des sœurs grises de la rue Villeneuve. Douze sœurs sont emportées en trois jours, et l'ecclésiastique qui remplaçait l'aumônier malade, mais *qui ne logeait pas au couvent,* contracte la maladie en venant visiter les religieuses et meurt à son tour.

4° Dans une maison de la rue d'Isly, une famille, composée du père, de la mère et de plusieurs enfants en bas-âge, est atteinte par le fléau. Les habitants de cette maison, affolés, s'enfuient. Sur le même palier logeait une autre famille composée du père, de la mère et de deux garçons dont l'un âgé de seize ans et l'autre plus jeune. Ces braves gens se dévouent, prodiguent leurs soins à leurs voisins, mais ils ne tardent pas à tomber malades. Le père meurt; la mère et l'aîné des garçons sont transportés à l'hôpital du Pharo dans un état très grave.

5° On a dit et répété que, dans une ville où régnait le choléra, les médecins n'étaient pas frappés dans une proportion plus grande que les autres habitants.

Cette assertion ne peut guère s'appliquer à l'épidémie de 1884, pour ce qui concerne Marseille. En effet, nous avons vu mourir cette année le docteur Patras, le docteur Mazelay et le jeune Rebitté, externe des hôpitaux de Paris, qui était venu passer ses vacances auprès de ses parents et qui visitait les cholériques du bureau de secours du boulevard Philippon. Plusieurs autres médecins ont été atteints, entre autres M. le docteur Olive et M. le docteur Marnac. Ce dernier a eu une convalescence très longue et il souffre encore aujourd'hui de troubles digestifs qu'il n'avait jamais ressentis auparavant et qu'il attribue, avec raison, à la violente attaque de choléra dont il a été frappé.

6° A l'hôpital du Pharo, parmi les personnes appelées à donner leurs soins aux cholériques et qui ont été atteintes plus ou moins violemment, je dois citer :

1° Un aumônier, le P. Boëffard, de la Congrégation des Oblats, — choléra léger,— mais dont la convalescence fut tellement longue et pénible que, vers la fin de septembre, je dus contraindre cet ecclésiatique à quitter non seulement l'hôpital, mais même Marseille.

2° L'employé au bureau des entrées, M. Fabre. — Cholérine.

3° Trois religieuses. — Cholérine.

4° Trois infirmiers. — Cholérine.

5° Deux infirmières. — Choléra algide grave.

6° Un de mes internes, M. Oddo. — Cholérine.

Ce qui fait en tout onze personnes atteintes sur soixante affectées au service des malades. Heureusement aucune d'elles n'a succombé.

Parmi les blanchisseuses de l'hôpital, je n'ai observé que quelques diarrhées dont j'ai eu facilement raison. Ce fait est d'autant plus remarquable que nous savons que, dans toutes les épidémies de choléra, la profession de blanchisseuse est celle qui paie le plus lourd tribut au fléau, après celles de médecin, de religieuse et d'infirmier. Ce résultat a été dû, sans contredit, aux mesures de désinfection qui ont été employées au Pharo et qui, pour ce qui est relatif aux blanchisseuses, consistaient à verser une forte solution de chlorure de zinc dans le lavoir destiné à recevoir les linges des cholériques.

Ces quelques exemples, choisis entre mille, sont amplement suffisants pour démontrer l'existence de la contagion, et il est inutile, à mon avis, de pousser plus loin les citations.

QUARANTAINES.

Si l'importation et la contagion du choléra sont bien prouvées, et il est difficile de ne pas se rendre à cet égard à l'évidence des faits, il est certain que la nécessité des quarantaines s'impose. D'ailleurs leur utilité a été bien souvent constatée et on peut dire que lorsqu'elles sont rigoureusement observées, elles doivent mettre un pays à l'abri des atteintes d'une maladie contagieuse.

Dans le monde médical, on sait comment, en 1865, la Sicile s'est préservée du choléra en refusant avec énergie de recevoir dans ses ports tout navire venant d'un pays infecté.

Pendant la petite épidémie de 1873, en même temps que le choléra régnait au Havre, à Rouen et à Paris, il existait aussi, quoique faiblement, à Naples.

Plusieurs navires, provenant de cette dernière ville, arrivèrent successivement à Marseille où on leur fit faire une quarantaine sérieuse aux îles du Frioul et où, ainsi que le déclara quelques années après M. Fauvel à l'Académie de médecine, 150 cas de choléra se déclarèrent dont 70 environ furent suivis de mort.

Grâce à la quarantaine, Marseille fut complètement indemne et les Marseillais ne se sont jamais doutés qu'ils avaient eu le choléra dans un voisinage aussi immédiat.

Ces deux faits me suffisent, d'autant plus que les exemples du même genre fourmillent dans les ouvrages qui traitent des quarantaines.

Je sais bien que ce moyen de préservation gêne considérablement les transactions commerciales. Mais aussi, lorsqu'un pays est contaminé parce que les mesures quarantenaires n'ont pas été assez sévèrement observées, les pertes qu'il subit du fait de cette négligence sont bien autrement considérables que celles qui résultent des entraves momentanées apportées à la liberté du négoce. Une autre considération, d'un ordre bien plus élevé, plaide en faveur du maintien des quarantaines : c'est celle tirée de la sauvegarde des intérêts de tous. A ce propos, il est bon d'avoir toujours présente à la mémoire la réponse que fit un jour le professeur Rostan à un partisan de la suppression des lazarets : « Eh ! que me font vos balles de coton, lorsque la santé publique est en question. »

Il faut bien reconnaître, cependant que, depuis Mêlier et depuis M. Fauvel, de grandes améliorations ont été apportées en France, au système quarantenaire. On ne peut pas en dire autant de toutes les contrées voisines, et il est vraiment surprenant de voir quelles divergences profondes existent dans l'application de ces mesures par les différentes nations maritimes. Ainsi, dans le courant du mois de septembre dernier, pendant que le choléra sévissait en même temps à Naples et à Marseille, les provenances de Naples faisaient à Marseille une simple quarantaine d'observation, s'élevant au plus à une durée de trois jours, tandis que les navires, allant de Marseille à Naples, où le fléau était bien autrement intense, étaient soumis, dans cette dernière ville, à une quarantaine de quinze jours. De plus, le choléra ayant complètement pris fin à Marseille, à la date du 29 octobre, les provenances de ce port ont continué, pendant tout le mois de novembre, à être astreintes à une quarantaine plus ou moins longue selon qu'elles étaient à destination de l'Italie, de l'Espagne, de l'Egypte, de la Turquie et même de la Russie, qui malgré son éloignement, s'est toujours montrée d'une sévérité excessive. Enfin, qui ne sait que tout récemment les navires de Bordeaux, qui a toujours été indemne, ont été refusés dans tous les ports du Brésil, parce que le choléra régnait à Nantes ?

Il me semble que, dans l'intérêt bien entendu du commerce et de la santé publique, on pourrait modifier cet état de choses. Il conviendrait de provoquer la réunion d'une Conférence internationale qui aurait pour but d'élaborer un règlement général qui devrait être suivi, de la même façon, par toutes les nations civilisées et qui serait basé, pour le temps que les navires devraient passer en quarantaine, sur la durée probable de l'incubation du choléra. De cette manière, on ne verrait plus se produire ces inégalités choquantes dans l'application des mesures sanitaires et le commerce international serait ainsi délivré d'une grande partie de ses entraves.

Enfin, pour que la longueur des quarantaines fût diminuée, on devrait obliger tous les armateurs à soumettre leurs navires provenant de pays contaminés, ou simplement suspects, aux mesures de désinfection recommandées par M. Proust, le nouvel inspecteur général des services sanitaires, dans un rapport adressé récemment à M. le Ministre du Commerce. Dans ce rapport, M. Proust, après avoir conseillé de désinfecter les matières excrémentielles des malades et des suspects ainsi que leur linge de corps, leurs vêtements, les sacs militaires qui peuvent renfermer des habits d'individus morts dans les pays contaminés, la literie, les marchandises susceptibles et le navire lui-même, ajoute :

« Afin que cette désinfection soit complètement efficace, on ne doit pas attendre, pour l'opérer, l'arrivée du navire dans nos ports ; et nous voudrions voir généraliser la désinfection, pendant le cours même du voyage, pour tous les navires venant de pays suspects de choléra ou de fièvre jaune : désinfecter complètement les matières excrémentielles et les jeter à la mer. Le linge souillé ou seulement sali des malades, des suspects et même des passagers sera passé chaque jour à l'eau bouillante. Les vêtements seront placés au moins deux fois pendant le voyage, au départ et à l'arrivée, dans une étuve à désinfection, par la chaleur, étuve qui serait aisément établie sur chaque grand paquebot.

« Pour les navires qui ne possèderaient pas d'étuve, la désinfection serait opérée par l'acide sulfureux, produit par la combustion de 25 à 30 grammes de soufre par mètre cube. Des bains seront donnés aussi souvent que possible, et une propreté exquise règnera sur le navire. Enfin on devra être pourvu d'eau potable d'une pureté irréprochable, et qui jamais ne proviendra d'un pays contaminé.

« Si la nécessité contraignait de renoncer à cette dernière condition, l'eau devrait être alors préalablement bouillie.

« Ces prescriptions seront suivies non seulement pour les

navires infectés, c'est-à-dire ayant des malades atteints de choléra ou de fièvre jaune à bord, mais aussi pour les navires simplement suspects, c'est-à-dire n'ayant pas de malades, mais provenant seulement de pays contaminés.

« Il est bien entendu que, lorsqu'il s'agit de navires infectés, les malades seront rigoureusement isolés, et les parties du navire où ils ont séjourné seront fumigées pendant vingt-quatre heures. S'il y a décès, les cadavres seront immédiatement jetés à la mer. »

Il est certain que si ces sages conseils étaient suivis, et si les mesures qu'ils prescrivent étaient appliquées à bord des paquebots, sous la surveillance des médecins sanitaires, les quarantaines pourraient avoir une durée beaucoup moindre, puisque la destruction de l'agent infectieux aurait eu lieu pendant la traversée. Il faut donc faire des vœux pour qu'une réglementation sanitaire sérieuse intervienne entre les nations et pour que les mesures de désinfection, édictées plus haut, soient appliquées d'une façon générale, et surtout par les grandes Compagnies de navigation qui devraient donner l'exemple.

Quant aux lazarets terrestres et aux cordons sanitaires, ils doivent être condamnés. L'expérience a démontré depuis longtemps que, loin d'être d'une efficacité quelconque contre l'envahissement du choléra, ils sont au contraire un moyen puissant de propagation du fléau. On a vu, l'an dernier, pendant l'épidémie égyptienne, que les cordons sanitaires n'avaient nullement empêché la maladie de se disséminer dans toutes les directions. Cette année, dès le début de l'épidémie de Toulon et de Marseille, le gouvernement italien avait établi un lazaret à la frontière, dans le voisinage de la gare de Vintimille où toutes les provenances françaises étaient arrêtées. Ce lazaret a été infecté, ainsi que les provinces de Savone et de Gênes. Un foyer a été constitué à La Spezzia d'où le choléra s'est propagé à Naples et on sait avec quelle violence il a frappé sur cette malheureuse cité.

On a objecté que la ville de Nice avait dû sa préservation à la quarantaine établie sur les bords du Var. Rien n'est moins exact; car bien peu d'émigrants, relativement à leur nombre considérable, étaient retenus au Var. Les voyageurs prévenus, partis de Marseille et de Toulon, descendaient à Cannes ou à Antibes et prenaient le train suivant. Ils éludaient ainsi la quarantaine, et si Nice a été préservée c'est à une autre cause qu'il faut l'attribuer.

MODES DE PROPAGATION

Le choléra ayant franchi toutes les barrières qui lui sont opposées et ayant éclaté dans un pays, on doit se poser une question extrêmement importante au point de vue de la prophylaxie : c'est celle de savoir quelles sont les conditions de propagation de l'agent cholérigène et quels sont surtout les réceptacles de cet agent.

Dès 1849, Pellarin pensa que le principe cholérique devait se trouver dans les déjections gastro-intestinales, et il eut le premier l'honneur de conseiller la désinfection des selles et des lieux d'aisance.

Dix ans après, en 1859, un médecin allemand, Thiersch, institua des expériences pour démontrer la réalité de ce fait. Il fit avaler à un certain nombre de souris de petits morceaux de papiers à filtre qu'il avait trempés dans des déjections de cholériques et qu'il avait mélangés à la nourriture de ces animaux. Il détermina ainsi chez eux des symptômes analogues à ceux du choléra et dont quelques-uns moururent. Thiersch reconnut, de plus, que les évacuations ne possédaient leurs propriétés de transmission que du troisième au neuvième jour. Il en conclut que le germe était le résultat d'une fermentation qui ne s'opérait que dans les selles datant de trois à neuf jours.

En 1865, Ch. Robin injecta dans les veines et dans la trachée d'un certain nombre de chiens des déjections cholériques et il détermina chez ces animaux des accidents tout-à-fait analogues à ceux du choléra.

A la même époque, Legros et Goujon obtinrent les mêmes résultats en opérant avec le serum du sang de cholériques qu'ils avaient aussi injecté dans les veines et dans la trachée. Ils avaient échoué par la simple inoculation.

Ces mêmes substances, introduites dans l'estomac par Ch. Robin, ne produisirent aucun accident. Il attribua ce résultat négatif à l'action du suc gastrique qui enlevait à ces substances leurs propriétés toxiques.

Il semblerait donc bien démontré par les expériences précédentes, malgré les essais infructueux tentés récemment à Marseille par MM. les docteurs Cognard et Magon, que l'agent cholérigène est contenu dans le sang et dans les déjections qui en dérivent, d'autant plus que les expérimentateurs, pour se mettre à l'abri des objections, avaient institué des expériences contradictoires consistant à opérer dans les mêmes conditions avec des déjections provenant d'individus non cholériques et produisant des résultats complètements différents de ceux relatés plus haut (1).

Il est vrai que des médecins ont pratiqué sur eux-mêmes des inoculations avec du sang et des liquides de cadavres de cholériques, et tout récemment M. Bochefontaine a ingéré un certain nombre de pilules fabriquées avec des déjections cholé-

---

(1) Desnos. — *Dictionnaire de Médecine et de Chirurgie pratiques.*

riques. Aucun de ces observateurs n'a pu produire sur lui-même des symptômes ressemblant à ceux du choléra.

Mais nous savons que les inoculations de sang ont échoué, chez les animaux, entre les mains de Legros et Goujon. Quant à M. Bochefontaine, la quantité de matières fécales qu'il a eu le courage d'avaler (cinq centimètres cubes) n'est pas bien considérable et ces matières ont pu être détruites par la digestion stomacale.

Les autres sécrétions de l'économie, telles que l'urine et la sueur, ne paraissant pas douées des mêmes propriétés toxiques, c'est du côté du sang et des déjections des cholériques que les expérimentateurs devaient diriger leurs investigations, pour y déceler l'agent infectieux, en mettant à profit les données fournies par les recherches de Davaine et de Pasteur pour d'autres maladies contagieuses.

C'est, en effet, dans le sang d'abord et dans l'intestin ensuite que les membres de la mission française qui, l'an dernier, étaient allés en Egypte pour y étudier le choléra, recherchèrent le micro-organisme qui pourrait être considéré comme la cause de cette affection. MM. Straus, Roux, Nocard et Thuilier (ce dernier devait payer de sa vie son dévouement à la science) trouvèrent dans le sang des cholériques des particules extrêmement fines, affectant l'aspect d'organismes, mais ne se prêtant ni à la culture, ni à la coloration et étant très probablement dues à une altération spéciale de l'hémoglobine. Les recherches, opérées dans les tuniques de l'intestin et dans les déjections, donnèrent des résultats tout aussi négatifs. Un grand nombre de micro-organismes y furent rencontrés, mais sans qu'on pût attribuer à aucun d'eux des caractères spéciaux pour permettre de le considérer comme la cause de la maladie.

La mission allemande parut être plus heureuse dans ses recherches. Son savant chef, le professeur Koch, de Berlin, découvrit dans les selles riziformes de la période algide du choléra et dans la muqueuse de la partie inférieure de l'intestin grêle un microbe en forme de bâtonnet et appartenant par conséquent aux bacilles. Ce micro-organisme fut rencontré par le même observateur à Calcutta et dernièrement à Toulon; de sorte que M. Koch s'est cru autorisé à affirmer que le choléra est caractérisé, en Egypte, aussi bien que dans l'Inde et en Europe, « par la présence constante, dans la muqueuse de l'intestin grêle, d'un bacille caratéristique, rappelant celui de la morve...... Ce bacille n'est pas tout-à-fait droit, mais plus ou moins recourbé, parfois en forme de virgule, parfois plus arqué en forme de demi-cercle. »

D'après Koch, le bacille-virgule, *cause spécifique du choléra,* a besoin, pour vivre, d'un milieu humide. La sécheresse le détruit. Il se propage par l'eau et très exceptionnellement par l'air. Il doit être ingéré pour produire, chez l'homme, les symtômes du choléra, et encore faut-il qu'il rencontre un estomac malade, car il est digéré par un suc gastrique normal.

Naturellement, la découverte de Koch qui a fait beaucoup de bruit dans le monde, a ses partisans et ses adversaires. Parmi les premiers se rangent MM. Riestch et Nicati, de de Marseille, dont les patientes et intéressantes recherches au laboratoire du Pharo vont être publiées incessamment.

Les seconds reprochent au professeur de Berlin d'avoir tiré de sa découverte des conclusions un peu trop hâtives, et de ne pas avoir attendu qu'une culture pure de son microbe, administrée à des animaux, ait produit chez eux un choléra avéré, pour se prononcer définitivement. Tant que ce résultat ne sera pas obtenu, la preuve, en effet, ne sera pas faite.

Ils ajoutent que des bacilles-virgules ont été trouvés dans des selles de dyssenterie (Malassez), dans du mucus vaginal de femmes atteintes de leucorrhée et dans la sécrétion utérine d'une femme ayant un épithélioma du col (Straus).

M. le docteur Livon, de Marseille, a trouvé ce même microbe dans l'eau de la Rose prise près de sa source, et M. le docteur Lewis (de Netley) a présenté à l'Académie de Médecine de Paris deux préparations microscopiques renfermant, l'une, des spécimens récents de bacille-virgule recueillis sur des cholériques de l'hôpital du Pharo, l'autre, des spécimens de spirilles courbés pris dans la salive d'un homme en parfaite santé, et il a mis au défi les micrographes les plus habiles de faire la distinction. Enfin récemment, à l'hôpital militaire de Lille, on a rencontré le microbe courbé dans deux cas de choléra nostras qui ont guéri.

Il est certain que la présence seule dans l'intestin d'un micro-organisme ne satisfait guère l'esprit au point de vue de la pathogénie du choléra, qui a des allures tout-à-fait analogues à celles d'un empoisonnement. Aussi, M. Straus, qui se tient dans une sage réserve, admet que si le microbe de Koch est réellement la cause de cette affection, il faut, pour produire des symptômes aussi rapides et aussi intenses, « qu'il sécrète un ferment soluble, une ptomaïne, un poison quelconque extrêmement énergique » qui, absorbé à la surface de l'intestin, passerait dans le sang et produirait les symptômes cholériques (1).

C'est donc à la découverte de ce ferment soluble, de cette ptomaïne que doivent tendre aujourd'hui les recherches des micrographes et des chimistes que cette question intéresse.

Mais, en attendant que ces recherches portent leur fruit et que l'hypothèse de M. Straus, acceptée d'ailleurs par Koch et

---

(1) *Communication de Messieurs Straus et Roux*, lue à l'Académie de Médecine séance du 5 août 1884).

ses partisans, devienne une réalité, il n'en faut pas moins continuer à considérer les matières fécales comme contenant le produit contagieux et par conséquent comme le réceptacle le plus propre à favoriser la propagation du choléra.

Quant aux véhicules de ce principe contagieux, il est incontestable qu'ils sont formés par l'air atmosphérique, dans certains cas, et par l'eau, peut-être dans les cas les plus fréquents.

Le transport par l'air a été admis de tout temps. On comprend fort bien que des émigrants, fuyant un pays contaminé, emportant avec eux des linges souillés par des déjections, puissent disséminer dans l'air l'agent infectieux contenu dans ces linges et constituer ainsi différents foyers épidémiques. C'est par l'intermédiaire de l'air que M. Marey explique certaines recrudescences qui surviennent pendant une épidémie après un coup de vent violent, les germes étant alors soulevés avec les poussières dans l'atmosphère. A Marseille, pendant le choléra de 1865, on a pu observer ce fait à différentes reprises. Dans le courant du mois de septembre, toutes les fois que le mistral souffla, on constata, les jours suivants, une augmentation dans le chiffre des décès. Dans la dernière épidémie, au commencement du mois d'octobre, alors qu'il n'y avait plus à Marseille que deux ou trois décès cholériques par jour, il s'éleva un furieux coup de mistral et subitement une petite recrudescence se produisit. Cependant il faut bien reconnaître que la propagation par l'air ne peut pas se faire à de grandes distances, car alors l'établissement des quarantaines deviendrait absolument illusoire.

La dissémination par l'eau peut se faire de différentes manières. L'eau peut être polluée par des déjections cholériques que l'on verse directement dans un cours d'eau qui sert à l'alimentation des habitants dans un pays, ou par des linges souillés qu'on y aura lavés. Ce dernier fait s'est produit cette année aux Omergues, petit village des Basses-Alpes, et a été relaté par mon excellent ami et collègue des hôpitaux, M. le docteur Queirel, qui était allé étudier cette épidémie sur place avec M. le professeur Louis Roustan. Une dame, venue de Marseille, fit laver dans les eaux du Jabron, qui traverse cette localité, le linge qu'elle avait apporté avec elle et qui était souillé de déjections cholériques. Peu de temps après, l'épidémie se déclarait aux Omergues et atteignait une grande partie des villages riverains du Jabron et situés en aval des Omergues. Les seules localités qui ne furent pas infectées sont celles qui, grâce à leur altitude, recevaient leur eau d'alimentation d'une source différente.

Un fait du même genre, et peut-être plus caractéristique encore, vient d'être signalé à l'Académie de Médecine par M. Marey, au sujet de l'épidémie de Gênes. Le choléra sévissait dans un petit village nommé Bussola, situé sur la Scrivia, où les habitants lavaient les linges des cholériques. Cette rivière fournit à Gênes une partie de son eau potable par l'aqueduc Nicolaï. Or, il a été démontré par une enquête faite par M. Stassano, que, dans un même quartier de Gênes, seules les maisons recevant l'eau du canal Nicolaï avaient été infectées et que celles qui étaient alimentées par la source Galliera étaient demeurées complètement indemnes. Il a suffi plus tard d'ordonner la fermeture du canal Nicolaï pour faire cesser l'épidémie de Gênes.

Dans d'autres cas, les germes cholériques ne parviennent à polluer les eaux potables, puits ou cours d'eau, qu'après avoir traversé le sol sur lequel ils avaient été répandus. Mais, pour que cette infiltration puisse se produire, il faut certaines conditions que le professeur Pettenkofer, de Munich, a bien fait connaître. Un sol granitique ne se laisse pas pénètrer et un terrain trop perméable, avec une nappe d'eau souterraine trop abondante, constitue aussi un obstacle à la pénétration des germes. C'est à ces deux conditions réunies que Lyon, d'après Pettenkofer, devrait l'immunité dont il jouit vis-à-vis du choléra :

1° Roches granitiques sur les hauteurs (Croix-Rousse, Fourvières, Saint-Just) et les pentes qui en descendent ;

2° Perméabilité exagérée et humidité constante des terrains d'alluvion de la rive gauche du Rhône. Telles sont les deux conditions telluriques qui, d'après le savant allemand, protègeraient Lyon contre le fléau asiatique (1).

Au contraire, un terrain à perméabilité *mixte* se laisse facilement traverser par les liquides et les gaz et offre au produit cholérigène une voie des plus favorables. M. le docteur Bouveret, agrégé très distingué de la Faculté de Lyon, qui dirigeait une mission médicale dans le département de l'Ardèche pendant la dernière épidémie, a pu vérifier l'exactitude de ce fait à Saint-Remèze, une des localités infectées de ce département. Un homme, venu de Ruoms, où régnait le choléra, fut atteint, deux jours après son arrivée à Saint-Remèze, d'une attaque cholérique grave. Les déjections étaient journellement répandues sur du fumier qui se trouvait à côté de la maison où il demeurait et dans le voisinage d'un puits qui servait à l'alimentation des habitants de ce pays. Dix-sept jours après, le choléra se déclarait à Saint-Remèze et y faisait de nombreuses victimes. M. Bouveret n'hésita pas à attribuer la cause de cette épidémie à la contamination des eaux de puits par l'infiltration des matières cholériques versées à la surface du sol et qui avaient rencontré un terrain très favorable pour cette imprégnation (communication orale).

---

(1) VINAY. *Le Choléra et l'immunité de la ville de Lyon.*— Lyon 1883.

En résumé, les faits expérimentaux et les observations cliniques semblent démontrer que l'agent infectieux du choléra réside dans les matières fécales et que l'air et l'eau sont les véhicules qui servent à la dissémination de cet agent.

Mais il est d'autres faits qui sembleraient prouver que l'homme en parfaite santé, quittant un pays contaminé, peut servir de véhicule à ce contage sans qu'il soit possible d'incriminer des linges ou des objets souillés qu'il aurait emportés avec lui. Le très intéressant mémoire que mon excellent ami M. le docteur H. Mireur vient de publier sur la prophylaxie et le traitement du choléra renferme une observation de cette nature. Je tiens à la citer textuellement :

« Le 22 juillet, à dix heures du soir, partait de Marseille, M. A. D. . ., cafetier, habitant un des quartiers les plus frappés par l'épidémie. Le lendemain dans la matinée il arrivait à Vogué, son pays natal, petit village de l'arrondissement de Privas (Ardèche), d'une population de 630 habitants environ.

« A ce moment, aucun cas, même douteux, n'avait été encore signalé ni dans les communes voisines, ni dans le département.

« Sitôt arrivé, M. A. D. . . . se met immédiatement en relations suivies avec son ami M. le docteur H. Cartoux, médecin de la localité. Ces relations se continuent les 24, 25 et 26. Dans la matinée du dimanche 27 juillet, M. A. D. . . . sort de sa malle un costume qu'il n'avait pas encore déplié, revêt ce costume et va rejoindre le docteur, avec lequel il reste plusieurs heures.

« Jusqu'à ce moment encore aucun cas, ni grave ni léger, n'avait été constaté dans la région. Mais, vers midi, le docteur est pris subitement de coliques, de vomissements et de crampes ; peu d'instants après il était en pleine période algide et, le même soir à dix heures, il succombait.

« Une heure après ce décès, la mère elle-même du cafetier marseillais qui, pour sa part, resta toujours indemne, était prise d'une atteinte cholérique des plus graves. Ainsi commençait cette épidémie si terriblement meurtrière qui n'a pas fait moins de cinquante-quatre victimes en vingt jours, dans ce petit village de 630 habitants. »

Voilà donc un homme en parfaite santé, *sans diarrhée*, qui quitte Marseille *sans emporter le plus petit objet ayant pu être souillé* et qui, d'après M. Mireur, communique la maladie à deux personnes de Vogué et devient ainsi le point de départ de l'épidémie de l'Ardèche. Dans ce fait il est impossible d'accuser les déjections cholériques, puisque le cafetier de Marseille jouissait d'une santé excellente et qu'il n'avait emporté avec lui que des vêtements et des linges d'une propreté irréprochable. On est bien obligé d'admettre que, dans une ville contaminée, le germe existe dans l'atmosphère, qu'il peut s'attacher aux vêtements des personnes qui l'habitent et que ces personnes peuvent ainsi le transporter au loin.

Causes adjuvantes générales.— L'agent cholérigène ayant été importé dans une localité, certaines causes adjuvantes en favorisent parfois le développement. Ces causes sont générales, c'est-à-dire inhérentes à la localité elle-même; les autres sont individuelles.

Parmi les premières, il faut citer en première ligne la température. Quoique le choléra ait pu être observé quelquefois en hiver, il faut bien reconnaître qu'une température élevée, qu'un air chaud et humide sont des conditions qui lui sont éminemment favorables.

En second lieu, on doit tenir le plus grand compte, comme cause adjuvante générale, des mauvaises conditions hygiéniques dans lesquelles se trouve une localité; si bien que M. Proust a pu dire que la façon dont se comporte le choléra dans une ville est le réactif de sa salubrité. Dans l'épidémie que nous venons de traverser, les villes qui ont été le plus frappées sont celles dans lesquelles l'hygiène publique laisse le plus à désirer. Ainsi il est de notoriété publique que Naples et Toulon, Naples surtout, sont deux villes où les règles de l'hygiène sont moins bien observées qu'à Marseille, aussi ont-elles fourni au fléau un aliment autrement important que dans notre vieille cité. Mais il faut avouer que Marseille est encore loin d'avoir atteint la perfection hygiénique et que, si on a beaucoup fait pour atteindre ce but, il reste encore énormément à faire. Nos rues n'ont pas toute la propreté désirable; beaucoup de maisons sont encore dépourvues de tout système de vidanges, les règlements de police concernant la salubrité restent inobservés, et non seulement dans la vieille ville, mais encore dans les quartiers du centre, on voit matin et soir et souvent même au milieu du jour, vider dans le ruisseau le vase aux déjections. Il ne faut donc pas s'étonner qu'une ville, qui tient si peu compte des prescriptions hygiéniques les plus élémentaires, soit traitée sévèrement par le choléra, lorsque parfois une épidémie de cette nature vient à éclater dans ses murs.

Causes adjuvantes individuelles. — Parmi ces causes il faut placer au premier rang la faiblesse et la déchéance de l'organisme. Ainsi, la première enfance, la vieillesse, la misère, l'alcoolisme et toutes les maladies chroniques antérieures, surtout celles qui s'attaquent aux organes digestifs, constituent pour l'individu un terrain favorable à la genèse du mal indien.

En second lieu, il faut noter certaines imprudences, telles que les écarts de régime, l'abus des boissons glacées, les refroidissements, les excès vénériens et enfin la peur, dont on a peut-être exagéré l'importance.

PROPHYLAXIE.

Le savant et spirituel professeur Pajot disait un jour, en parlant de la fièvre puerpérale, que le meilleur moyen de la guérir c'était de ne pas l'avoir. Appliquant ce mot au choléra, je dirai moi-même que le meilleur moyen de le guérir c'est de s'en préserver. Or, des considérations qui précèdent il résulte, à mon avis, que le choléra est importé et qu'il est contagieux. L'importation peut être évitée par une sage application des mesures quarantenaires. Les deux exemples que j'ai cités plus haut, concernant la Sicile en 1865, et Marseille en 1873, me paraissent être une démonstration péremptoire en faveur de l'efficacité de ce mode de préservation. Mais le plus sûr moyen d'empêcher le choléra d'envahir l'Europe est encore celui qui consiste à appliquer rigoureusement dans la mer Rouge les mesures prescrites par la Conférence internationale de Constantinople.

Lorsque le choléra, par le fait de la négligence ou pour toute autre cause, franchit les barrières quarantenaires et éclate dans un pays, il faut alors s'adresser aux moyens prophylactiques que la science met entre nos mains pour s'opposer à la dissémination du fléau. L'agent contagieux étant renfermé dans les déjections des cholériques, c'est à la désinfection de ces matières qu'on devra surtout s'attacher. Des produits chimiques, tels que le sulfate de fer, le sulfate de cuivre ou le chlorure de zinc, employés à la dose de 50 grammes pour un litre d'eau, possèdent la propriété de détruire tous les germes contenus dans les matières excrémentielles.

L'emploi de ces solutions est très facile et leur prix est fort peu élevé. Les vases, destinés à recevoir les évacuations alvines et les vomissements, devront toujours contenir une certaine quantité de la solution désinfectante et on aura soin de recouvrir ces déjections avec la même substance dès qu'elles se seront produites. Les cabinets d'aisance seront, plusieurs fois par jour, lavés avec cette solution. Tous les linges des cholériques devront être plongés dans l'eau bouillante et, après la fin de la maladie, la chambre du malade, avec tous les objets qu'elle renferme, devra subir, pendant 24 heures, une fumigation d'acide sulfureux pratiquée de la façon suivante : au moyen d'un réchaud que l'on placera au milieu de l'appartement et de manière à éviter les dangers d'un incendie, on fera brûler 25 ou 30 grammes de soufre par mètre cube. Toutes les ouvertures seront hermétiquement closes pour que l'acide sulfureux, produit par cette combustion, ne puisse pas se répandre au dehors. Ce moyen, très simple et peu coûteux, est d'une efficacité absolue lorsqu'il est bien appliqué. M. Dujardin-Beaumetz, qui l'a expérimenté, a démontré que l'acide sulfureux pénétrait ainsi au centre des matelas, qu'il décelait sa présence sur des papiers réactifs plongés dans leur intérieur et soigneusement enveloppés et qu'aucun microbe connu ne résistait à son action.

Les localités atteintes devront être tenues avec une propreté irréprochable et on devra surtout éviter de répandre sur le sol les déjections des cholériques et même celles des individus simplement suspects. Dans tous les cas, il faudra, au préalable, les désinfecter avec le plus grand soin si on ne veut pas courir le risque de produire, par infiltration, la contamination des eaux à usage de boissons.

Le nettoyage des rues devra se faire avec le plus grand soin. Les immondices et les détritus de toutes sortes ne devront pas y séjourner, car ils peuvent servir à la dissémination du contage. Les ruisseaux seront lavés à grande eau plusieurs fois par jour. Les égouts seront l'objet d'une surveillance toute particulière et de grandes quantités d'eau y seront amenées pour pouvoir entraîner facilement au loin toutes les matières organiques.

Les habitants d'une ville infectée feront bouillir l'eau destinée à leurs boissons, ou bien ils feront usage d'eaux minérales lorsqu'ils pourront se permettre cette dépense. Ils devront éviter avec le plus grand soin toutes les causes de débilitation, les écarts de régime et les refroidissements. Le moral sera élevé, autant que possible, à la hauteur des circonstances, car si la peur ne donne pas le choléra, elle peut y prédisposer dans une certaine mesure en amenant la perte de l'appétit, des troubles digestifs, et en diminant par conséquent la force de résistance. Enfin, la propreté la plus scrupuleuse sera observée dans les habitations.

En somme, une hygiène bien entendue et sagement appliquée est le meilleur et le plus sûr préservatif du choléra. L'insalubrité d'une ville ou d'une petite localité est au contraire son plus puissant auxiliaire; car, comme l'a si bien dit M. Fauvel, « un incendie n'est pas tant proportionné à l'étincelle qui lui a donné naissance qu'à la nature du combustible qui doit lui servir d'aliment. »

CLINIQUE DU PHARO

Avantages d'un hôpital d'isolement.— C'est dans la soirée du 22 juin qu'on apprit à Marseille que le choléra venait d'éclater à Toulon et que, depuis le 13, il avait déjà fait un certain nombre de victimes. Comme il était fort probable, étant donné le voisinage des deux villes, que Marseille recevrait tôt ou tard la visite du fléau, la Commission administrative des hospices dut se préoccuper immédiatement de prendre toutes les mesures nécessaires pour faire face au danger qui nous menaçait.

La première question qui se présentait, et une des plus importantes, était de savoir si, comme on l'avait fait dans les épidémies précédentes, on recevrait les cholériques dans les hôpitaux ordinaires en se contentant de leur consacrer des salles spéciales, ou bien si, rompant avec la tradition, on organiserait un hôpital exclusivement destiné à ce genre de malades.

Depuis de nombreuses années, les épidémiologistes conseillaient énergiquement l'isolement des malades atteints d'affections contagieuses. A Marseille, mon ancien maître, le regretté professeur Seux, n'avait cessé d'adresser à l'Administration les mêmes réclamations, et c'est à lui qu'on doit que les varioleux soient traités dans des salles particulières.

En présence de l'épidémie qui nous menaçait, il fallait tenir compte des enseignements du passé, des conseils des hommes compétents et pratiquer l'isolement d'une façon aussi rigoureuse que possible. Notre Administration hospitalière, je dois le dire à son honneur, n'hésita pas une seconde à résoudre la question dans ce sens. Admirablement secondée par la Municipalité et par l'Autorité supérieure, elle put improviser un hôpital spécial qui devint rapidement un hôpital parfaitement aménagé et possédant toutes les ressources nécessaires, grâce au dévouement et au zèle de M. Clauzel, administrateur délégué.

Le château du Pharo, choisi pour cette destination, se trouve éloigné du centre de la ville. Il est situé sur un plateau qui domine la mer et qui est battu par tous les vents. Un parc d'une assez grande étendue l'environne et les quelques rares maisons du quartier se trouvent éloignées du bâtiment de plus de 300 mètres.

La seule objection qu'on puisse faire au choix de ce monument, c'est son éloignement de certains points excentriques de la ville et par conséquent la durée trop longue du transport des malades de ces quartiers à l'hôpital auxiliaire. Cet inconvénient était en partie compensé par la bonne organisation des bureaux de secours qui, grâce aux voitures que la Mairie avait mises à leur diposition, pouvaient faire effectuer le transport des malades avec une rapidité très grande. D'autre part, les cholériques, en arrivant au Pharo, trouvaient nuit et jour un personnel de médecins, de religieuses, d'infirmiers dont l'unique mission était de disputer le plus grand nombre possible de malades à la mort, et qui avait constamment sous la main les ressources thérapeutiques de toute nature qu'on ne peut guère trouver réunies que dans un hôpital.

L'éloignement du Pharo qui a été critiqué, faiblement il est vrai, avait au contraire l'immense avantage de créer un isolement complet et d'autant plus parfait que, de tout e personnel qui fréquentait les salles, seuls les médecins revenaient en ville une fois leur service terminé. Les internes n'avaient l'autorisation de sortir que très rarement et les infirmiers jamais.

En isolant les cholériques dans un hôpital spécial, on a évité de créer des foyers infectieux dans les rues sordides qui avoisinent l'Hôtel-Dieu. On a surtout empêché la multiplicité des cas intérieurs dans les différents hôpitaux de Marseille, ainsi que cela était arrivé dans les épidémies précédentes, comme il est facile de s'en convaincre par l'examen des deux tableaux ci-dessous, concernant les épidémies de 1865 et de 1884.

Cas intérieurs (choléra 1865) (1).

HÔTEL-DIEU		CONCEPTION		CHARITÉ
Hommes.	Femmes.	Hommes.	Femmes.	
39	17	36	42	
56		78		12

Cas intérieurs (choléra 1884).

HÔTEL-DIEU		CONCEPTION		CHARITÉ	
Hommes.	Femmes.	Hommes.	Femmes.	Hommes.	Femmes.
10	5	11	9	5	3
15		20		8	

La différence de ces deux tableaux est largement en faveur, comme on le voit, de l'année 1884, et ce résultat est certainement dû à la sage mesure prise par l'Administration, mesure consistant à éloigner les cholériques des hôpitaux ordinaires.

(1) V. Seux. *Le Choléra dans les hôpitaux civils de Marseille, pendant l'épidémie de* 1865.

Que si on objectait que l'épidémie de 1865 a été plus intense que celle de 1884, ce qui pourrait expliquer le plus grand nombre de cas intérieurs, je répondrais que le chiffre des décès cholériques pour 1884 diffère très peu de celui de 1865 et que, d'ailleurs, le nombre des cholériques, reçus dans les hôpitaux en 1865, a été inférieur à celui des malades du Pharo. En 1865, les deux principaux hôpitaux de Marseille, Hôtel-Dieu et Conception, ont eu à soigner 567 cholériques, tandis que nous en avons eu cette année 665 au Pharo.

L'isolement, enfin, nous offre encore des avantages pour les cholériques eux-mêmes. On a, en effet, remarqué que, dans les hôpitaux de Paris, la mortalité a été de 55 o/o en 1849 et de 53 o/o en 1853, lorsque l'isolement n'était pas pratiqué. En 1865, les cholériques ayant été placés dans des salles spéciales, cette mortalité tomba à 51, 25 o/o (1). Elle n'a été au Pharo que de 50, 90 o/o, l'isolement étant plus complet.

Comme complément à cette saine pratique de l'isolement, l'Administration décida de consacrer une salle de l'hôpital du Pharo aux malades qui ne présenteraient, à leur entrée, que des symptômes cholériques douteux. Ces malades étaient soumis à une observation minutieuse. Dès que leurs symptômes se caractérisaient, on les faisait passer dans les salles ordinaires. Si, au contraire, leur affection suivait une marche différente de celle du choléra, on les gardait jusqu'à complète guérison, et ils sortaient de l'hôpital sans avoir communiqué avec les cholériques. Dans cette salle d'observation sont venus s'égarer quelques tuberculeux diarrhéiques, des indigestions par abus de boissons alcooliques, une fièvre typhoïde et deux entérites chroniques. Un seul malade a contracté le choléra dans cette salle. C'est un marin arrivé de Cochinchine avec une diarrhée

---

(1) DESNOS. *Dictionnaire de Médecine et de Chirurgie pratiques.*

chronique. Admis dans la salle d'observation, il fut pris peu de jours après des symptômes caractéristiques du choléra. Je le fis passer immédiatement dans la salle commune où il finit par guérir, mais en conservant toutefois sa diarrhée de Chine.

Mesures de désinfection pratiquées à l'hôpital du Pharo. — En même temps qu'on isolait les cholériques, on mettait en pratique, dans l'hôpital, les mesures de désinfection les plus rigoureuses. Les vases, destinés à recevoir les déjections (selles et vomissements), contenaient toujours une certaine quantité d'une solution de sulfate de cuivre à 50 pour 1,000, et on avait soin de recouvrir les déjections de cette même solution dès qu'elles s'étaient produites. J'avais fait comprendre aux religieuses de mon service et aux infirmiers toute l'importance de cette mesure et j'ai constamment veillé à ce qu'elle fût exécutée ponctuellement.

Les linges souillés étaient passés dans une solution de chlorure de zinc à 20 pour 1,000, avant d'être livrés aux blanchisseuses, et de plus on ajoutait dans le lavoir une forte proportion de ce produit. Grâce à cette pratique, ainsi que je l'ai déjà dit, la santé des buandières s'est toujours maintenue bonne. Je n'ai eu à constater chez elles, pendant les quatre mois qu'a duré l'épidémie, que quelques cas de diarrhée sans importance.

Les hardes des malades morts à l'hôpital étaient brûlées. Les effets de ceux qui guérissaient subissaient, pendant plusieurs jours, la désinfection par l'acide sulfureux dans une pièce exclusivement destinée à cette opération et où ils étaient déposés immédiatement après l'arrivée des malades au Pharo.

Lorsque l'épidémie a été terminée, on a appliqué le même moyen de désinfection aux matelas, aux couvertures de laine et à tous les objets de literie.

Toutes ces mesures, employées avec la plus grande persévérance et pour la première fois, au moins à Marseille où on se contentait, dans les épidémies précédentes, de placer au milieu des salles quelques récipients contenant du chlorure de chaux, ces mesures, dis-je, ont eu pour premier résultat d'entretenir une propreté irréprochable, de supprimer toute odeur dans les salles et, en second lieu, de diminuer très probablement les chances de contagion. Lorsque, dans le courant de juillet, au moment où le choléra sévissait avec le plus d'intensité et où le Pharo ne renfermait pas moins de 120 malades, Messieurs les Membres du Gouvernement sont venus visiter notre hôpital, ils ont été frappés de l'excellente tenue de nos salles et l'un d'eux n'a pu s'empêcher de manifester son étonnement de ne pas y sentir la plus légère odeur.

Total des malades soignés à l'hôpital du Pharo. — Le Pharo a reçu le premier malade dans la soirée du 26 juin et il a continué à fonctionner jusqu'au 30 novembre suivant. Dans ce laps de temps, 665 cholériques ont été admis : 142 dans le service de mon excellent collègue des hôpitaux, M. le docteur Nicolas-Duranty, et 523 dans celui que je dirigeais.

Ces chiffres se décomposent ainsi :

SERVICE DE M. NICOLAS-DURANTY		
Hommes	91	142
Femmes	51	
SERVICE DE M. TRASTOUR		
Hommes	352	523
Femmes	171	
TOTAL		665

Sur ces 665 malades, 326 ont guéri, 339 sont morts, soit : 50, 90 o/o. Encore faudrait-il retrancher du chiffre des décès 36 cholériques, 25 hommes et 11 femmes, qui avaient succombé avant d'arriver à l'hôpital, deux jeunes enfants atteints d'athrepsie et qui n'avaient jamais présenté aucun symptôme de choléra, et deux tuberculeux qui avaient pu guérir du choléra, mais qui avaient succombé aux progrès de la tuberculose.

Il est vrai que, comme compensation, on a fait figurer dans le chiffre des guérisons un certain nombre de malades qui se trouvaient dans la salle d'observation et qui n'avaient pas eu le choléra. Je prends donc les chiffres tels qu'ils m'ont été fournis par M. Clauzel, administrateur-délégué du Pharo, avec la proportion de 50, 90 o/o de décès, comme représentant le plus exactement la vérité.

Les épidémies précédentes avaient fourni, dans les hôpitaux de Marseille, un nombre beaucoup plus considérable de décès. Les chiffres relevés par M. Seux donnent les résultats suivants :

En 1835, 486 cholériques
215 guérisons. — 271 morts
Soit : 55, 55 o/o.

En 1849, 454 cholériques
157 guérisons. — 297 morts
Soit 65, 41 o/o.

En 1854, 639 cholériques
257 guérisons. — 382 morts
Soit : 59, 78 o/o

En 1855, 534 cholériques
200 guérisons. — 334 morts
Soit : 62, 54 o/o

En 1865, 567 cholériques,
223 guérisons. — 344 morts
Soit : 60, 67 o/o

Comme on le voit, les résultats obtenus au Pharo ont été plus heureux, puisque la proportion des décès n'est que de 50,90 0/0. Ce fait doit-il être attribué aux progrès de la thérapeutique? C'est douteux; car, il faut bien l'avouer, la thérapeutique est encore bien impuissante contre cette terrible affection. Je crois plutôt que c'est à l'hygiène hospitalière, mieux entendue, à l'isolement plus complet des malades, aux mesures énergiques de désinfection qu'a été due la moins grande mortalité en 1884.

SYMPTOMATOLOGIE

Depuis le commencement du siècle, le choléra a visité si souvent l'Europe que les médecins ont pu l'étudier sous toutes ses faces. Aussi bien, n'ai-je pas la prétention de rien ajouter aux descriptions si complètes qu'en ont données des maîtres éminents, tant en France qu'à l'étranger. Je n'ai même pas l'intention de retracer, dans tous leurs détails, les symptômes de cette maladie. Mais, ayant été placé pendant quatre mois au milieu d'un vaste champ d'observations, j'ai cru qu'il était de mon devoir de décrire, aussi exactement que je pourrai le faire, les traits qui m'ont le plus frappé dans le tableau symptomatologique du choléra.

Cette affection imprime à la physionomie de l'individu qui en est atteint un cachet tellement caractéristique que, lorsqu'on s'est trouvé seulement une fois en face d'elle, il n'est plus possible de la méconnaître par la suite. Et cela est surtout vrai pour la période algide. Aussi je m'attacherai surtout à bien décrire les points les plus saillants de la période de réaction qui est, pour l'observateur, la phase de la maladie la plus intéressante à étudier parce qu'elle est de beaucoup la plus variée dans ses manifestations.

Dans le cours de l'épidémie que nous venons de traverser, j'ai quelquefois entendu dire par des médecins, très recommandables d'ailleurs, que les symptômes du choléra de 1884 différaient sur plusieurs points des symptômes observés dans les épidémies précédentes. Je ne saurais partager cette manière de voir, et j'affirme hautement, au contraire, que le choléra de 1884 ressemble absolument à ses devanciers. Seuls, quelques signes secondaires se sont montrés peut-être plus souvent cette année. Je veux parler, par exemple, des éruptions cutanées qui ont été relativement fréquentes.

J'écrirai la description qui va suivre d'après mes impressions personnelles basées sur l'observation des malades du Pharo. Mais j'utiliserai aussi les articles de Desnos, du *Dictionnaire de médecine et de chirurgie pratiques*; de Laveran, du *Dictionnaire de Dechambre* ; les discussions qui ont eu lieu sur le choléra à l'Académie de Médecine, et enfin les mémoires de mes maîtres Sirus Pirondi et Seux et de mon savant collègue des hôpitaux, le regretté A. Fabre.

Pour faciliter cette étude, je diviserai la symptomatologie du choléra en plusieurs périodes :

1° Période d'incubation, 2° période prodromique ou prémonitoire, 3° période d'invasion ou de début, 4° période algide et 5° période de réaction.

1° *Période d'incubation.* — Je ne dirai rien de cette première période, car pour pouvoir en fixer la durée il faut se trouver dans des conditions tout-à-fait spéciales, et ce n'est ni dans une grande ville, ni dans un grand hôpital que ces conditions se trouvent réunies. C'est plutôt dans une petite localité ou à bord d'un navire qu'on peut arriver à se faire plus facilement une idée de la longueur de l'incubation. Cependant il est bon de savoir que les auteurs s'accordent généralement à restreindre sa durée à une moyenne de 6 à 8 jours.

2° *Période prodromique ou prémonitoire.* — En temps d'épidémie cholérique, on observe fréquemment chez les habitants d'une ville atteinte certains malaises caractérisés par des troubles digestifs, de l'inappétence, des flatuosités, des douleurs épigastriques, par des sueurs survenant principalement pendant la nuit, s'accompagnant de petits frissons superficiels et de fourmillements aux extrémités. Concurremment avec ces symptômes, il survient souvent une diarrhée plus ou moins abondante, pouvant se répéter plus ou moins souvent.

M. J. Guérin a eu le mérite d'attirer le premier l'attention sur ce symptôme qui a une réelle importance, car il est souvent le prélude d'une véritable attaque de choléra. Je crois, cependant, que ce savant confrère a un peu exagéré la fréquence de cet avertissement. Tandis qu'il estime que la diarrhée prémonitoire existe environ 95 fois sur 100 malades atteints, le plus grand nombre des auteurs pensent que ce symptôme ne se rencontre, au contraire, que dans la moitié des cas. Moi-même je ne l'ai trouvé que 92 fois sur 160 cholériques que j'ai minutieusement interrogés à ce sujet dans mon service de l'hôpital du Pharo. Quoi qu'il en soit de sa plus ou moins grande fréquence, il est certain que lorsqu'il existe, il faut en tenir le compte le plus sérieux, car en arrêtant la diarrhée prémonitoire on peut empêcher, dans beaucoup de cas, le développement du choléra. Les 160 malades dont je viens de parler, et qui avaient vu cette diarrhée précéder l'attaque de quelques heures à plusieurs jours, ne s'en étaient pas inquiétés un seul instant et n'avaient rien fait pour y mettre un terme. Parmi les infirmiers et les buandières du Pharo, j'ai constaté quelquefois l'existence de cette diarrhée prodromique et il a suffi de l'administration d'une préparation opiacée pour la faire disparaître et pour éviter ainsi une attaque possible de choléra.

3° *Période de début.* — Les symptômes prodromiques peuvent durer plus ou moins longtemps, quelques heures à peine ou plusieurs jours. Des soins appropriés en ont souvent raison chez les personnes qui savent s'observer et qui ont recours, dès qu'elles se sentent menacées, aux conseils des hommes de l'art.

Dans le cas contraire, la diarrhée s'accentue. Les selles, après avoir été fécales, deviennent bilieuses et ensuite blanchâtres, inodores et chargées de flocons blancs épithéliaux, selles riziformes. En même temps la soif est vive ; des nausées se produisent, bientôt suivies de vomissements abondants, avec crampes stomacales douloureuses. La langue est large, humide et peu saburrale. L'urine ne tarde pas à se supprimer. Des crampes, extrêmement douloureuses, se produisent dans les membres et principalement dans les membres inférieurs. La voix s'altère ; les forces se dépriment ; le pouls devient petit et fréquent ; les extrémités se refroidissent ; un amaigrissement général se manifeste ; les yeux s'excavent et la physionomie exprime la souffrance et l'anxiété.

Quoique arrivés à cet état de malaise, les cholériques peuvent cependant guérir. Dans ce cas, les extrémités se réchauffent, le pouls se relève, les urines reparaissent, la voix redevient sonore, les évacuations alvines et les vomissements cessent ainsi que les crampes des membres. Les malades se rétablissent après une convalescence qui est habituellement de courte durée, mais qui, dans certains cas, se prolonge indéfiniment. Un des aumôniers du Pharo, dont j'ai parlé dans la première partie de ce travail, après un choléra léger qui n'avait même pas amené le refroidissement des extrémités, a vu sa convalescence s'éterniser. Il a fallu le soustraire aux influences du milieu et le contraindre à aller à la campagne pour y achever son rétablissement.

4° *Période algide.* — Les choses ne se passent pas toujours aussi heureusement. Habituellement les symptômes de la période de début s'aggravent et de nouveaux signes viennent donner à la maladie une empreinte des plus caractéristiques.

L'état algide peut se présenter sous quatre formes différentes : *A* forme algide simple ; *B* forme cyanique ; *C* forme asphyxique ; *D* forme foudroyante.

A. *Forme algide simple.* — Les symptômes, décrits précédemment, après avoir eu une durée de quelques heures à un ou deux jours, deviennent beaucoup plus accentués et la forme algide se dessine très nettement. Les vomissements et la diarrhée continuent à être abondants ou bien se modèrent et même disparaissent quelquefois, mais en laissant des douleurs vives au creux épigastrique. Le ventre est souple, sans être ni ballonné ni rétracté. Il existe des borborygmes et souvent la plus légère pression détermine des gargouillements étendus. L'anorexie est complète. La langue, toujours large et humide, devient glaciale ; la soif est inextinguible et les malades ne cessent de demander de l'eau froide et de la glace. Les yeux s'excavent profondément dans l'orbite qui est entouré d'un cercle noirâtre. La voix est complètement éteinte. Les urines sont entièrement supprimées. Les crampes deviennent plus violentes que dans la période précédente. Elles occupent non seulement les membres, mais encore les muscles du tronc. Les malades signalent fréquemment des douleurs pleurodyniques qui les font atrocement souffrir. La peau, complètement froide, se recouvre quelquefois d'une sueur visqueuse qui donne, au contact, la sensation de la peau d'un batracien. Le pouls devient filiforme et fréquent (90, 100 et 120 pulsations). Les battements du cœur sont faibles ; la respiration est faible et lente.

B. *Forme cyanique.* — Dans cette forme on observe des vertiges, des bourdonnements d'oreilles, de l'agitation, une tendance à la syncope, quelquefois de l'assoupissement. Le pouls est à peine sensible. La température s'abaisse encore à la périphérie (mes internes l'ont souvent trouvée à 35° et même 34° dans l'aisselle) pendant que les malades se plaignent d'un feu intérieur qui les consume. La peau perd son élasticité. Un pli, fait sur le dos de la main, tarde à s'effacer. Les extrêmités deviennent violacées et presque noirâtres. Les ongles sont livides. La peau des doigts se frise, devient plissée. La face est grippée, considérablement amaigrie et bleuâtre ; le nez est effilé. La conjonctive est flétrie, la cornée s'affaisse. Les sens deviennent obtus et, lorsque la mort se produit dans cette période, le malade a conservé généralement jusqu'à la fin son intelligence intacte.

C. *Forme asphyxique.* — Dans la période cyanique, les principaux symptômes sont fournis par les troubles apportés à la circulation. Dans la forme asphyxique, aux troubles précédents viennent se joindre ceux tirés de la gêne respiratoire. Dans cette forme, la cyanose existe également. Les traits de la face sont aussi altérés, la surface cutanée est aussi glaciale, les extrémités des doigts sont aussi livides et la peau qui les recouvre est fortement plissée. Mais des signes plus graves, si c'est possible, se manifestent encore. C'est dans cette forme que l'on voit se produire cette barre qui enferme la base de la poitrine comme dans un étau. C'est aussi dans le cours de cette période que se montre la cardialgie, c'est-à-dire cette angoisse si caractéristique, cette anxiété extrême que les malades signalent comme existant à la région précordiale. En même temps l'oppression survient ; la respiration est courte, haute et précipitée. L'intelligence s'obscurcit, le hoquet se présente quelquefois, la poitrine s'embarrasse et la mort ne tarde pas à mettre un terme à cette scène réellement effrayante.

D. *Forme foudroyante.* — On peut dire que cette forme résume tous les symptômes de la période algide dans ce qu'ils ont de plus aigu et avec une évolution des plus rapides. Les malades sont pris le plus souvent en état de parfaite santé, et en quelques heures on voit se succèder les manifestations les plus graves du choléra et la mort survenir comme dans la forme asphyxique, ou dans un état syncopal. Ces cas foudroyants peuvent s'observer pendant toute la durée d'une épidémie cholérique, mais c'est principalement au début qu'on les rencontre le plus fréquemment.

C'est à cette forme que peuvent se rattacher les cas qni débutent par une véritable syncope bientôt suivie de mort, et rappelant par leur allure rapide les attaques d'apoplexie foudroyante. J'ai été témoin d'un fait de ce genre au cabinet médical de la gare de Marseille. Un homme d'équipe se présente à moi à neuf heures du matin, se plaignant d'éprouver depuis quelques heures de la diarrhée et un grand sentiment de faiblesse. A l'altération de ses traits, je comprends de suite de quoi il s'agit. Je fais rapidement une prescription et j'ordonne au garçon de bureau d'accompagner cet agent à son domicile. Le malade se lève, mais à peine a-t-il fait quelques pas dans le cabinet qu'il s'affaisse. On a toutes les peines du monde à le mettre dans une voiture et il meurt en arrivant chez lui.

Enfin, il est des cholériques qu'on ne peut faire entrer dans aucune des classifications précédentes. J'ai observé dans mon service du Pharo un certain nombre de malades qui étaient admis dans mes salles au début des accidents, qui présentaient de la diarrhée et des vomissements, des crampes dans les membres, une transpiration abondante et chaude et chez lesquels la température de l'aisselle ne descendait pas au dessous de 37° ou 36°,5. J'étais d'abord enclin à porter un pronostic heureux. Cependant le pouls faiblissait, les urines se supprimaient, la voix s'altérait, les yeux s'excavaient, un sentiment d'angoisse inexprimable s'emparait de ces malades. La respiration devenait courte et anxieuse. L'intelligence restait absolument intacte et ces malheureux avaient la conscience très nette de la gravité de leur état et de l'imminence d'une terminaison fatale. Cette terminaison se produisait après 24 ou 48 heures sans que l'état algide se fût franchement prononcé.

Quelques auteurs ont décrit une forme particulière de choléra à laquelle, à cause de l'absence de selles et de vomissements, ils ont donné le nom de *choléra sec*. Je n'ai jamais observé dans mon service de cas de ce genre. Il arrivait bien quelquefois que les évacuation étaient extrêmement rares, mais alors le liquide s'accumulait dans le tube gastro-intestinal où nous le retrouvions à l'autopsie. Le choléra n'avait été seç qu'en apparence.

5° *Période de réaction.* — Lorsque, après avoir franchi les terribles épreuves de l'algidité, les malades arrivent à faire la réaction, d'autres dangers les attendent dans cette nouvelle phase de l'évolution cholérique. Très peu, en effet, ont ce qu'on est convenu d'appeler une réaction franche. Le plus grand nombre est obligé de traverser de périlleux écueils où la mort les attend encore très fréquemment.

Les symptômes de cette dernière période du choléra sont très variés et très intéressants à étudier. Si, dans l'état algide, le tableau symptomatique est à peu près toujours le même, avec des degrés dans l'intensité et dans la gravité des phénomènes morbides, il est loin d'en être de même dans la période de réaction où les malades peuvent présenter, et en réalité présentent souvent entre eux, des différences considérables.

Pour mettre un peu d'ordre dans l'exposé suivant, je diviserai, à l'exemple de la généralité des auteurs, la période de réaction cholérique en différentes formes, comme je l'ai déjà fait pour l'état algide.

Ainsi je décrirai : A. une forme de réaction franche ; B. une forme irrégulière ou incomplète ; C. une forme typhoïde adynamique ; D. une forme ataxo-adynamique.

A. *Réaction franche.* — Elle est malheureusement fort rare. Lorsqu'elle se produit, les malades voient s'amender progressivement les différents symptômes qui avaient constitué la période algide. La chaleur reparaît, le pouls devient plus fort et moins fréquent, les vomissements et la diarrhée, qui avaient persisté quelquefois pendant toute la durée de l'état algide, disparaissent au moment de la réaction. Enfin l'émission des urines recommence à s'opérer. Ce dernier fait est le point le plus important du retour à l'état normal, car tant que les urines ne se sont pas montrées on ne peut pas croire à l'existence d'une réaction franche. Dans les cas les plus heureux, l'urine est émise en abondance, elle est limpide et quelquefois glycosurique. La convalescence s'établit assez souvent sans être entravée par aucun accident. Mais il arrive aussi que des troubles digestifs se produisent et que la diarrhée se montre de temps en temps si on n'a pas le soin de surveiller avec la plus grande attention le régime de ces convalescents.

B. *Réaction irrégulière ou incomplète.* — Dans certains cas, une réaction franche semble se produire. Pendant quelques heures, souvent pendant une journée entière, les malades paraissent aller mieux, les symptômes alarmants ont disparu et la chaleur semble renaître. On se laisse aller à l'espoir d'une terminaison heureuse. Mais une rechute ne tarde pas à se produire. L'algidité, qui n'avait pas complètement disparu, redevient plus marquée. La cyanose se manifeste de nouveau et le malade s'affaisse graduellement. On voit ainsi quelquefois plusieurs efforts successifs de l'organisme pour arriver à réagir et sans toutefois pouvoir aboutir.

C. *Forme typhoïde adynamique.*— De toutes les formes de la période de réaction, la forme typhoïde adynamique est celle qui se présente le plus fréquemment. Mais il y a de nombreux degrés dans la variété et l'intensité des symptômes qui la constituent, depuis l'état soporeux simple jusqu'à l'état d'adynamie avec prostration profonde.

Dans les cas les plus légers, voilà ce que j'ai observé le plus généralement. L'état algide avait disparu, pour faire place à une amélioration notable de tous les phénomènes morbides. Le malade paraissait vouloir renaître à la vie et cet état se prolongeait souvent pendant vingt-quatre heures. La veille, j'avais laissé le demi-convalescent dans une situation que je croyais satisfaisante. Mais, à ma prochaine visite, l'interne de la salle me racontait qu'après mon départ, ce même malade était devenu somnolent, qu'on le tirait avec peine de cet état de torpeur, que la diarrhée s'était reproduite, qu'une ou plusieurs selles avaient été inconscientes, mais que cependant les urines, qui s'étaient de nouveau montrées depuis la veille, avaient continué à être émises et on me montrait la quantité produite dans la nuit, quantité qui était souvent considérable. J'examinais alors mon malade que je trouvais couché dans le décubitus dorsal. La température de la peau était à peu près normale dans l'aisselle, 36°,5 à 37°,5, rarement 38°. Le pouls était sensible et peu fréquent. La somnolence était assez prononcée. Le malade dormait avec les paupières entr'ouvertes et avec tendance du globe oculaire à se convulser en haut. On le tirait facilement de cet état de torpeur et il répondait avec intelligence aux questions qu'on lui posait, mais en y mettant une grande lenteur. La langue, contrairement à ce qui avait lieu dans l'état d'algidité, était devenue fortement saburrale et rouge sur les bords. Quelques rares fuliginosités se voyaient sur les gencives et sur les dents. Le ventre n'était ni excavé, ni ballonné, sans borborygmes. La diarrhée avait reparu, mais elle était plutôt rare que fréquente. Les selles étaient quelquefois inconscientes. Cet état se prolongeait ainsi pendant plusieurs jours, quelquefois une semaine. Puis graduellement les symptômes s'amendaient, la diarrhée finissait par s'arrêter, la somnolence disparaissait et la convalescence s'établissait franchement.

Le tableau que je viens de tracer est celui qui se rapporte, comme je l'ai dit, aux cas légers de réaction typhoïde, à ceux qui doivent se terminer par la guérison et auxquels pourrait s'appliquer le nom de forme soporeuse simple.

Dans le véritable état typhoïde adynamique, les choses ne se passent plus aussi simplement. La stupeur est beaucoup plus prononcée. Les malades conservent toujours le décubitus dorsal. Ils dorment avec les paupières presque entièrement ouvertes, le globe oculaire fortement convulsé en haut et la cornée s'abritànt derrière la paupière supérieure. La conjonctive est injectée, surtout aux angles interne et externe et dans le cul-de-sac palpébral inférieur. La face est rouge et vultueuse. Sa température, au toucher, paraît très élevée, surtout si on la compare à la température du reste du corps. Un de mes internes, M. Giraud, a calculé cette différence au moyen du thermomètre à températures locales et, dans un certain nombre de cas, il l'a trouvée de deux degrés plus élevée que la température axillaire.

La langue est recouverte d'un enduit très épais, blanchâtre ou jaunâtre. Les bords sont rouges. Des fuliginosités existent sur les arcades dentaires. A une phase plus avancée de l'état typhoïde, la langue se dépouille de son enduit saburral, elle devient très rouge ; son épithélium se desquame et, alors, la langue prend cet aspect lisse que nous lui connaissons dans la scarlatine. Cette desquamation ne se borne pas à la surface de la langue; elle se propage aussi à la surface interne des joues et sur les gencives; de sorte que toute la cavité buccale est d'un rouge écarlate. C'est alors qu'on voit survenir le muguet qui peut tapisser tout l'intérieur de la bouche, surtout si cet état se prolonge.

Généralement, les vomissements cessent à cette période. La diarrhée disparaît aussi quelquefois. Elle peut même être remplacée par une constipation assez opiniâtre pour nécessiter l'usage de légers purgatifs. Le plus ordinairement, au contraire, la diarrhée persiste. Les selles redeviennent bilieuses et fétides. Elles sont souvent inconscientes. Ce phénomène est l'indice d'une grande dépressiou des forces, et le plus souvent le présage d'une issue funeste. Dans certains cas, les selles sont sanguinolentes; elles peuvent même être exclusivement sanglantes. Plusieurs faits de cette nature se sont présentés à mon observation et la mort en a toujours été la conséquence.

Le ventre est quelquefois ballonné, le plus souvent il est plat et il n'est pas rare de le voir excavé.

Un hoquet persistant existe fréquemment à cette période. Il devient fort gênant pour le malade, mais il cède assez facilement aux injections de chlorhydrate de morphine lorsque la dépression des forces n'est pas assez prononcée pour contre-indiquer l'emploi de ce moyen.

Contrairement à ce qui se passe dans la fièvre typhoïde, où les complications thoraciques sont si fréquentes, il m'a été impossible de rencontrer dans le choléra aucun cas de ce genre, malgré tout le soin que je mettais à ausculter les malades.

La température est rarement élevée. Elle varie entre 36° et 38° dans l'aisselle.. On la voit pourtant atteindre 39°, et dans les cas qui doivent se terminer par la mort, la température arrive jusqu'à 40° et 41°. Cette marche de la chaleur dans la réaction typhoïde a été pour moi une source d'indications précieuses. Toutes les fois que le thermomètre, appliqué dans l'aisselle, dépassait 38°, j'avais recours, plusieurs fois dans la journée selon les cas, à des lotions froides pratiquées sur toute la surface du corps, ainsi qu'on a coutume de le faire dans la fièvre typhoïde, et je dois dire que l'emploi de ce moyen m'a souvent donné des résultats satisfaisants.

Il est difficile de tirer le malade de cet état de profonde torpeur dans lequel il se trouve plongé. Dès qu'on a fini de lui parler, il retombe dans son assoupissement et le monde extérieur n'existe plus pour lui.

La durée de cette période est extrêmement variable. Elle peut se terminer par la mort au bout de deux ou trois jours. Lorsque la guérison doit se montrer, sa durée est beaucoup plus longue. Elle peut aller jusqu'à dix et même quinze jours. Il ne faudrait pas croire, pourtant, que, même après une durée semblable, la guérison doive toujours se produire. Il n'est que trop fréquent, en effet, de voir le malade succomber après une lutte des plus longues et des plus pénibles.

Mais si le cholérique doit guérir, on voit l'assoupissement devenir de moins en moins prononcé. Un sommeil plus franc lui succède. La coloration vive de la face et l'injection des conjonctives s'effacent peu à peu. La langue et la surface interne des joues, qui étaient complètement rôties, redeviennent humides. La diarrhée se modère et s'arrête. Enfin les urines, qui avaient repris leur cours normal, au début de cette période et qui s'étaient supprimées de nouveau reparaissent encore avec une abondance exagérée.

D. *Forme ataxo-adynamique.* — Comme M. Desnos, je préfère cette dénomination à celle de *méningitique* sous laquelle elle est habituellement désignée. Elle a, au moins, le mérite de ne pas préjuger la nature de la lésion, d'autant plus que dans les nombreuses autopsies que j'ai pratiquées avec mes internes, si nous avons constamment trouvé une injection vive des méninges, jamais nous n'avons rencontré une inflammation quelconque de ees membranes.

Dans cette forme, les malades présentent, comme dans la forme précédente, un aspect typhoïde avec rougeur de la face et injection conjonctivale. Mais la stupeur s'accompagne le plus souvent d'une agitation plus ou moins marquée avec carphologie et soubresaut des tendons. Le décubitus n'est plus aussi uniformément dorsal. L'attitude du malade est, au contraire, très changeante. On le voit même quelquefois couché sur le ventre, et presque toujours le corps entièrement découvert.

Un délire, souvent violent, vient s'ajouter à cette agitation. Si les cholériques ne sont pas soigneusement surveillés, ils se lèvent et se promènent dans la salle. Leurs forces peuvent alors les trahir et on les trouve étendus sur le sol. Ce délire atteint, dans certains cas, une intensité si grande qu'on est obligé de recourir à la camisole de force.

Le pronostic de l'état ataxo-adynamique est plus grave que celui de la forme simplement adynamique. On peut dire, d'une façon générale, que plus le délire est violent, plus grandes sont les chances d'une terminaison funeste.

D'ailleurs, lorsque cette agitation extrême n'entraîne pas immédiatement la mort, elle laisse à sa suite une prostration tellement profonde que le malade ne tarde pas à succomber.

Pour résumer en quelques mots le tableau symptomatologique que je viens de tracer, je dirai que deux phases essentielles se rencontrent dans l'évolution cholérique : l'état algide et la période de réaction; que la plus grande lethalité a lieu pendant l'algidité, mais que cependant de nombreuses et graves péripéties attendent encore le malade pendant la période de réaction.

Lorsque la mort ne survient pas pendant la période algide, il se produit une réaction qui, pendant plusieurs heures, quelquefois pendant un ou deux jours, peut paraître franche. Il ne faut pourtant pas se hâter de porter un pronostic favorable ; car, ainsi que je l'ai déjà dit, dans le choléra asiatique la réaction franche est exceptionnelle. Le plus fréquemment, après un certain temps d'amélioration évidente, les formes typhoïdes se manifestent, s'accompagnant de symptômes quelquefois légers, beaucoup plus souvent graves et pouvant entraîner encore très fréquemment la mort.

SYMPTÔMES SECONDAIRES.

C'est dans le cours et surtout vers le déclin de la période de réaction que l'on voit quelquefois survenir certains phénomènes secondaires que quelques auteurs ont considérés comme des phénomènes critiques.

Sueurs. — Des sueurs profuses peuvent se produire. Elles n'indiquent pas toujours une terminaison heureuse. J'ai vu chez un homme qui succomba une sueur gluante recouvrir le front et les joues et laisser, en se déssechant, une sorte de farine blanchâtre.

Parotidites. — J'ai observé aussi un cas de parotidite suppurée survenue chez un jeune marin napolitain qui entra à l'hôpital du Pharo en pleine période de réaction. Les symptômes qu'il présentait étaient assez mal caractérisés pour que l'interne de garde crût devoir le faire placer dans la salle d'observation. Je le trouvai à ma visite du soir avec une stupeur très accentuée, des fuliginosités sur les gencives, la langue sale, le ventre aplati, de la diarrhée et sa température axillaire à 39°. Il me fut impossible d'avoir aucun renseignement ni sur la date du début des accidents, ni sur leur nature. Le malade était en état de *subdelirium* et, d'ailleurs, il ne parlait qu'un patois napolitain incompréhensible, et lui-même n'entendait pas un mot de français.

En présence de cette réunion de symptômes, je me demandai si nous n'avions pas affaire à une fièvre typhoïde ordinaire. Les jours suivants, les signes s'accusèrent de telle façon que le diagnostic de choléra à la période typhoïde s'imposa. La stupeur était toujours la même, avec le *subdelirium*. La diarrhée persistait, mais sans météorisme, sans gargouillement dans la fosse iliaque droite, sans taches rosées lenticulaires. L'abdomen, qui était simplement aplati au début, alla en s'excavant toujours davantage, si bien qu'à un moment donné il avait tout-à-fait l'aspect du ventre en carène que l'on observe dans la méningite tuberculeuse. La température, variait entre 38° et 39°. Le pouls, sans force, oscillait entre cent et cent dix pulsations. Cet état se maintint ainsi pendant une quinzaine de jours avec des alternatives de mieux et de plus mal. Puis la fièvre finit par tomber, la diarrhée se modéra et disparut même, pendant que la langue se dépouillait et que le malade commençait à demander des aliments. Nous le considérions comme en pleine convalescence, lorsque, deux jours après cette détente, la fièvre se ralluma, en même temps que le malade se plaignait d'une douleur vive siégeant derrière l'oreille du côté gauche. Je pus alors m'apercevoir qu'une tuméfaction considérable avait envahi toute la région parotidienne et l'inflammation de la parotide m'expliqua la reprise du mouvement fébrile. Des cataplasmes de farine de lin furent appliqués sur la glande qui ne tarda pas suppurer. Une large ouverture, pratiquée avec le bistouri, donna issue à une quantité énorme de pus assez bien lié. A partir de ce moment, la convalescence put s'établir franchement et le malade sortit complètement guéri, après un long mois de séjour à l'hôpital du Pharo.

Ictère. — En 1849, Michel Lévy avait déjà signalé l'ictère pendant la période de réaction et il considérait ce signe comme d'un favorable augure.

J'ai moi-même rencontré quatre cas d'ictère pendant l'épidémie de 1884. Trois se sont terminés heureusement. Un quatrième malade a succombé après avoir présenté les circonstances suivantes :

Il s'agissait d'un homme de 35 ans, entré à l'hôpital en pleine algidité. La réaction se fit et présenta la forme typhoïde adynamique. Après une lutte assez longue, l'amélioration paraissait vouloir se produire. Elle coïncidait avec l'apparition d'un ictère et d'une éruption papuleuse sur les avant-bras. Eu égard à ces signes, je portai un pronostic favorable qui ne se réalisa pas. Des hémorrhagies multiples se montrèrent ; épistaxis abondantes, hémorrhagies intestinales. Les gencives étaient devenues fongueuses et saignaient au moindre contact. L'éruption cutanée, qui avait envahi toute la surface du corps, était devenue pâle, blafarde. Une prostration profonde, accompagnée de *subdelirium*, avait suivi la production de ces hémorrhagies et précédé de vingt-quatre heures, à peine, le dénoûment fatal.

Eruptions cutanées.— Ces éruptions avaient déjà été observées, en 1832, par Duplay. Elles ont varié, comme fréquence, dans les différentes épidémies. J. Bouley, qui en avait observé deux cas sur les 80 cholériques de son service de l'hôpilal Necker, en 1865, était enclin à les considérer comme un phénomène critique (1). Cette opinion est loin d'être adoptée par tous les médecins. Cependant on peut dire que leur apparition coïncide presque constamment avec l'amélioration des malades et le début de leur convalescence. Cela est si vrai qu'une infirmière de mon service, qui avait été sévèrement atteinte par le choléra, et qui m'avait souvent entendu émettre cette opinion devant mes élèves, opinion dont elle avait pu constater elle-même l'exactitude, ne fut convaincue de la probabilité de sa guérison que le jour où elle vit se montrer sur ses avant-bras l'éruption qu'elle attendait avec impatience.

Les types de ces éruptions sont très variés. Les plus fréquemment observées au Pharo, appartiennent aux types érythème, roséole, lichen et urticaire. Je n'ai jamais rencontré d'éruptions furonculeuses; mais, dans deux cas, j'ai pu voir sur les fesses une éruption pustuleuse très confluente.

Leur siége, par ordre de fréquence, a été aux avant-bras, le long du bord cubital, à la paume de la main et sur sa face dorsale, aux membres inférieurs, le long de la crête du tibia. Je les ai observées aussi sur l'abdomen, sur le dos et à la base du cou. En somme, elles peuvent envahir toute la surface du corps, et elles s'accompagnent alors d'une desquamation abondante. Mais c'est surtout aux avant-bras qu'elles se montrent de préférence. C'est sur cette région aussi que je les ai toujours vues acquérir la plus grande confluence.

Leur fréquence au Pharo a été relativement grande. Sur 523 malades, elles se sont présentées 49 fois, c'est-à-dire envi-

(1) A. Robbe. *Du Choléra épidémique*. Paris, 1871.

ron 9 fois sur 100. Sauf dans trois cas, tous les autres malades qui ont eu ces manifestations, ont guéri. Parmi ceux qui ont succombé, je dois signaler :

1° L'ictérique avec hémorrhagies multiples dont il a déjà été question ;

2° Une femme, âgée de 55 ans, en état de misère physiologique avant le début des accidents cholériques et chez laquelle la réaction, sans présenter des phénomènes graves, fut constamment molle et languissante, et se termina enfin par la mort. L'éruption qui s'était produite quelques jours avant le décès, n'avait jamais présenté la coloration vive que nous observions habituellement.

3° Une jeune femme de 28 ans, en état de grossesse avancée, dont je transcris ici l'observation, recueillie par M. Giraud, un de mes internes :

« Marie Donne, journalière, 28 ans. Entrée le 1er août, à 4 « heures du soir. — Début le 31 juillet, sans diarrhée prémo« nitoire. — Enceinte de 8 mois ; fait les eaux en arrivant.

« Le col est complètement ramolli, encore long en arrière, « effacé en avant. Le doigt pénètre jusque sur la tête. L'enfant « ne remue plus depuis la veille. On n'entend pas les bruits « fœtaux.

« Les symptômes cholériques ne sont pas très accusés ; peu « d'algidité, hoquet ; stupeur légère avec *subdelirium* jusqu'au « 5 août.

« Le 6 août, une éruption varioliforme apparaît sur les « deux fesses. Elle semble être le signe d'une amélioration dans « l'état général. Mais le 7, à deux heures après midi, la malade « avorte et rend un fœtus macéré, mort depuis quelques jours.

« Le 11, on remarque des ulcérations linguales et une érup-

« tion scarlatiniforme sur les fesses et sur la face dorsale des « mains. Mais le pouls est toujours fréquent et filiforme, la « chaleur vive, la prostration profonde. La malade meurt le 13, « à 2 heures du soir.

Ainsi dans ces trois cas, malgré une amélioration apparente, coïncidant avec la manifestation de l'éruption cutanée, tantôt pour une raison et tantôt pour une autre, la nature, trop profondément atteinte, n'a pas pu faire les frais de la guérison.

Quoi qu'il en soit de ces trois terminaisons malheureuses, je ne crois pas me hasarder beaucoup en disant que l'apparition des exanthèmes cholériques est un signe favorable pour le pronostic, puisque sur 49 cas, 46 ont eu une issue heureuse.

Entérite consécutive. — Avant d'arriver à la convalescence franche, les cholériques ont quelquefois à traverser une phase des plus longues et des plus pénibles et qui peut même se terminer par la mort. Je veux parler de l'entérite consécutive, de cet état que le professeur Peter a appelé récemment la diarrhée terminale.

Au moment où la convalescence semble s'établir, les malades ayant vu leurs évacuations alvines se tarir, leur langue devenir humide et l'appétit commencer à se faire sentir, tout est de nouveau remis en question à la suite d'une alimentation un peu trop hâtive, et le plus souvent sans cause appréciable. La langue redevient sèche, rouge et subit une nouvelle desquamation. La soif réapparait. Le ventre est douloureux et la diarrhée se montre de nouveau avec des selles tantôt simplement liquides, tantôt glaireuses et quelquefois légèrement sanguinolentes.

La stupeur et le *subdelirium* ne se produisent plus. Mais cet état n'en est pas moins inquiétant par sa persistance et ce n'est qu'au prix d'une nouvelle lutte, longtemps continuée, qu'on arrive à avoir le succès. J'ai eu dans mon service quelques exemples de cette diarrhée terminale. J'en parlerai un peu plus longuement lorsque j'arriverai au traitement.

CONVALESCENCE

J'ai déjà dit, incidemment, que la convalescence du choléra est souvent fort longue. J'ajoute que j'ai rarement vu cette convalescence marcher rapidement vers la guérison. D'une façon générale, on peut dire du choléra, comme de toutes les autres affections, que plus l'atteinte a été longue et profonde, et plus la durée de la convalescence est étendue. Mais, même lorsque l'attaque de choléra semble légère, l'organisme a éprouvé une telle perturbation qu'on se fait facilement une idée de la difficulté qu'il éprouve à revenir à son état normal. A plus forte raison, lorsqu'il s'agit d'un cas de choléra grave. Alors le trouble de l'organisme est extrême, un amaigrissement tellement profond s'est produit, que, même après la disparition de tout symptôme inquiétant, le malade reste méconnaissable. Aussi comprend-on qu'il faille un temps fort long, une grande surveillance et des soins de tous les instants pour permettre au malade de réparer les pertes que lui a fait subir un choc aussi violent.

Cependant, je n'ai jamais observé de rechutes, à moins qu'on ne veuille considérer comme telles, la reproduction de la diarrhée chez deux convalescents qui, après quelques jours d'une amélioration notable, eurent une reprise de la diarrhée avec tous les symptômes d'une entérite secondaire, mais sans nouvelles manifestations cholériques.

Chez un homme qui avait subi une atteinte très grave, et chez lequel la convalescence s'était établie avec peine, il survint pendant la nuit, une épistaxis extrêmement abondante. On tarda à faire appeler l'interne de garde qui fit le tamponnement des fosses nasales. Malheureusement, la nouvelle secousse, produite par cette hémorrhagie, occasionna un tel affaissement, que le malade qui était demeuré exsangue, ne tarda pas à succomber.

Il n'est pas rare d'observer, pendant la convalescence du choléra, des troubles dyspeptiques. Il faut surveiller avec le plus grand soin l'alimentation des convalescents, et les remettre à un régime sévère dès que des accidents intestinaux menacent de se produire. La diarrhée est le symptôme qui se montre de préférence, après le plus léger écart. Il suffit alors de supprimer tout repas et de ne permettre qu'une faible quantité de lait coupé pour que tout rentre dans l'ordre.

Les crampes violentes, qui s'étaient produites pendant le cours de la maladie, laissent fréquemment un endolorissement marqué dans les muscles de la jambe. De nouvelles crampes se manifestent même pendant le sommeil, et réveillent les malades. Cet état de souffrance des muscles peut persister pendant un certain temps, et j'ai vu des malades qui continuaient à s'en plaindre plusieurs mois après la cesssation de leurs accidents.

D'autres conservent, ainsi que M. Gombault l'avait déjà remarqué en 1865, de l'œdème autour des malléoles. J'ai été témoin de cette particularité, principalement chez certaines femmes de mon service.

Mais parmi les accidents de la convalescence, ceux qui présentent le plus d'intérêt sont certainement ceux qui sont liés à des troubles psychiques qui, heureusement, ne sont pas persistants. Un ouvrier marbrier, âgé de 32 ans, qui était entré au Pharo avec un choléra léger, présenta, pendant sa convalescence, des troubles de cette nature. Il refusait absolument toute alimentation et si, parfois, il consentait à prendre un peu de bouillon, c'était uniquement, disait-il, pour me faire plaisir. Comme il était complètement sans fièvre, et que, d'ailleurs, l'état de sa langue ne laissait rien à désirer, il était bien évident que ce refus de nourriture était sous la dépendance d'une perversion intellectuelle. Tant que ces troubles persistèrent, cet homme ne put jamais nous raconter comment ses accidents cholériques avaient débuté. Il ne se souvenait pas si c'était à son domicile ou à son atelier que ce début avait eu lieu, et il ne savait pas comment il était venu au Pharo. Plus tard, au contraire, lorsque cet état mental se fût dissipé, il nous mit au courant des moindres circonstances qui avaient accompagné le commencement de sa maladie.

Chez d'autres, on remarquait des frayeurs insolites. Ils voulaient quitter l'hôpital avant leur complet rétablissement, et puis, une fois le trouble psychique disparu, ils nous remerciaient avec effusion de ne pas avoir accédé à leurs désirs. Ils nous disaient alors qu'ils n'avaient conscience ni de leurs actes, ni de leurs paroles. Chez la plupart, la souvenance même de ces écarts n'existait pas.

DIAGNOSTIC

Je ne m'attarderai pas à faire le diagnostic différentiel du choléra avec la péritonite, les étranglements interne et herniaire, les empoisonnements par le tartre stibié, l'acide arsénieux, l'acide oxalique, le sublimé. Ce n'est pas que ce diagnostic soit toujours facile. On peut même dire qu'un cas d'empoisonnement aigu par l'arsenic, par exemple, survenant en pleine épidémie cholérique, resterait certainement méconnu, si le médecin n'était mis au courant des circonstances qui ont précédé l'intoxication. Rien ne ressemble, en effet, à l'état algide du choléra comme un empoisonnement par l'émétique ou par l'arsenic.

Mais je veux me contenter, dans ce chapitre, de chercher à différencier le choléra nostras du choléra asiatique. M. J. Guérin et tous les unicistes prétendent que ces deux affections sont absolument identiques dans leur nature et par conséquent dans leurs manifestations symptomatiques. Cette doctrine est généralement repoussée aujourd'hui. Presque tous les médecins, au contraire, et je suis de ce nombre, admettent qu'une distinction profonde sépare, au moins dans leur genèse et dans leur nature, sinon dans leurs symptômes, ces deux états pathologiques.

Dans une discussion qui eut lieu à l'Académie de médecine, à propos de l'épidémie de 1873, le regretté professeur

Chauffard a bien montré quelles étaient ces différences. Depuis lors, cette opinion a encore été corroborée par les faits qui viennent de se passer en 1884, ainsi que l'ont fait voir MM. Proust et Besnier à la même tribune académique.

Le choléra nostras n'est *jamais* importé. Il naît sur place et est dû à des influences saisonnières, climatériques et météorologiques. On l'observe par cas isolés. Il peut, cependant, se présenter à l'état épidémique, mais il n'est pas contagieux. Enfin, il ne se *dissémine* pas, et sa mortalité est peu considérable.

Le choléra asiatique, au contraire, naît sur les bords du Gange. Il est *toujours importé*, lorsqu'il se montre sur un autre point du globe. Il règne toujours épidémiquement. Il est contagieux et se propage avec une grande rapidité, à la manière de ce qu'on appelle vulgairement la tache d'huile. Sa léthalité, enfin, est considérable.

La différence symptomatique est souvent plus difficile à établir. Certainement, le choléra sporadique est habituellement précédé de prodromes, mais ces prodromes s'observent aussi dans bien des cas de choléra indien. La période algide est la même dans les deux cas, sauf que les symptômes sont plus intenses, lorsqu'il s'agit du choléra asiatique. Cependant, lorsque le choléra nostras se termine par la mort, il est impossible, à mon avis, de faire le diagnostic.

Je veux, à l'appui de cette opinion, citer en peu de mots une observation qui s'est présentée à l'hôpital de la Conception, dans le service de mon collègue M. Nicolas-Duranty. Pendant le mois de juillet 1883, à l'époque où le choléra sévissait en Egypte, on apporta une femme qui avait été prise de symptômes cholériques dans la nuit. Elle présentait tous les signes de l'algidité cyanique la plus prononcée, si bien que tous les médecins qui virent cette malade crurent qu'elle était la première victime d'une épidémie qui allait éclater. Pour ma part, je n'avais plus vu, depuis 1865-1866, de cas de choléra avec des symptômes aussi accusés et aussi alarmants. La malade succomba dans la journée, et cependant aucun cas de contagion ne se prodnisit. Ce fait resta parfaitement isolé.

C'était un cas de choléra nostras qui, en quelques heures, s'était terminé par la mort, et dont le diagnostic avec le choléra asiatique avait été complètement impossible.

L'anatomie pathologique ne peut pas davantage fournir les éléments permettant de faire cette distinction. La coloration hortensia de la muqueuse intestinale et la psorentérie peuvent exister dans ces deux espèces de choléra. Il resterait le microbe de Koch, s'il était prouvé que sa présence suffit pour caractériser la nature du choléra asiatique. Malheureusement cette démonstration ne paraît pas à la veille d'être faite et j'ai déjà dit que M. le docteur Héricourt avait trouvé, à l'hôpital militaire de Lille, des bacilles en virgule chez deux militaires atteints de choléra nostras qui avaient guéri.

Pendant la période de réaction, le diagnostic est plus facile. Dans le choléra sporadique, cette réaction est franche, modérée et de courte durée. Dans le choléra indien, la période de réaction est habituellement insidieuse, grave et d'une durée toujours assez longue.

Je conclus donc en disant que le diagnostic symptomatologique des deux espèces de choléra, habituellement facile lorsqu'il s'agit de cas isolés et de moyenne intensité, peut devenir d'une difficulté très grande dans certaines circonstances et être absolument impossible en temps d'épidémie.

PRONOSTIC

Le choléra asiatique est une maladie d'une gravité extrême puisqu'il fournit en moyenne une mortalité de 50 à 55 o/o.

C'est certainement un des fléaux les plus terribles de l'humanité. Lorsqu'il envahit un pays, il y fait de très nombreuses victimes, frappant principalement sur les plus faibles, sur les malades, sur les alcooliques et sur ceux qui vivent dans la malpropreté et dans la misère.

La grossesse constitue une condition défavorable pour la guérison. Sur six femmes enceintes, admises dans mon service, cinq ont succombé, après avoir avorté. Une seule a guéri et la grossesse a continué son cours.

En dehors des cas foudroyants, la forme asphyxique de la période algide et la forme ataxo-adynamique de la période de réaction sont celles qui présentent la plus grande gravité. Elles se terminent habituellement par la mort.

Ainsi que je l'ai déjà dit, l'ictère et les éruptions cutanées sont des signes qui peuvent permettre, dans l'immense majorité des cas, de porter un pronostic favorable.

TRAITEMENT

La thérapeutique du choléra a exercé de tout temps la sagacité des médecins qui se sont trouvés aux prises avec le redoutable fléau. Ceux-ci, partant de points de vue très différents, ont mis en œuvre les médications les plus différentes, selon l'idée qu'ils se faisaient de la nature de cette affection.

Sulfate de quinine. — Les médecins qui assimilent l'attaque de choléra à un accès de fièvre pernicieuse ont administré le sulfate de quinine en potions, en lavements et en injections hypodermiques. Pendant la guerre de Crimée, cette méthode de traitement a été surtout adoptée par nos médecins de la marine qui n'en ont jamais retiré le moindre résultat (1).

(1) Leroy de Méricourt. *Académie de Médecine.*

Dans une série d'articles très remarquables, publiés dans la *Gazette hebdomadaire*, M. Lereboullet conseille l'administration du sulfate de quinine pendant la période de réaction. J'avoue que j'ai rarement trouvé dans cette phase de l'évolution cholérique, une température assez élevée pour m'indiquer la nécessité de recourir à l'emploi de cet agent.

J'ai toujours préféré l'usage des lotions froides qui avaient l'avantage, selon moi, de combattre l'adynamie et la somnolence.

Evacuants. — D'autres, considérant le choléra comme un empoisonnement, ont administré les évacuants sous toutes les formes, vomitifs et purgatifs, pour aider la nature à éliminer le poison cholérique.

Des médecins expérimentés se sont servis des vomitifs comme d'une médication substitutive (1). Il est malheurement à craindre, dans ce cas, de dépasser le but et qu'un vomitif, administré en temps de choléra, pour un simple embarras gastrique ou contre les symptômes de la période prodromique, ne soit le signal d'accidents beaucoup plus graves et ne mène rapidement au choléra confirmé. Pour ma part, je n'ai employé l'ipéca qu'une seule fois au début de la période algide, et deux fois dans la période de réaction. Dans le premier cas, le malade mourut. Les deux autres malades étaient : 1° un ictérique avec état saburral très prononcé; 2° une femme qui avait aussi la langue très sale et qui continuait à vomir pendant la réaction. Dans ces deux derniers cas, le vomitif produisit un effet très salutaire. Il m'est arrivé aussi d'ordonner une faible dose d'huile de ricin chez des malades en réaction et chez lesquels toute évacuation alvine avait complètement cessé depuis plus de 48 heures.

A. Fabre. *Traitement du choléra*, Marseille, 1884. Leçons recueillies par M. le docteur Audibert.

Mais, d'une façon générale, à l'exemple de Pidoux, de Béhier, de Gubler et de Desnos, j'ai proscrit la médication évacuante à cause des craintes qu'elle m'inspirait au sujet d'une aggravation de tous les symptômes pouvant résulter de son emploi.

Médication cuprique. — M. le docteur Burq regardait le cuivre comme le spécifique du choléra, en se basant sur une prétendue immunité des ouvriers qui travaillent le cuivre. J'ai vu, en 1865, M. Burq expérimenter son traitement dans le service de mon maître, M. le professeur Seux. Les résultats obtenus alors ne m'ont pas engagé à recommencer ces essais au Pharo.

Médication anti-microbienne. — Les théories nouvelles sur la nature parasitaire des maladies infectieuses, et surtout la découverte du microbe de Koch devaient entraîner les médecins à ne pas laisser passer une semblable occasion d'essayer les remèdes microbicides. J'ai sacrifié, moi aussi, à la nouveauté, et au début de l'épidémie, j'ai prescrit le bichlorure de mercure à la dose de cinq centigrammes dans un litre de tisane de riz, à prendre dans les 24 heures. Quatre malades ont été soumis à ce traitement et tous les quatre ont succombé. Dans le même ordre d'idées, j'ai expérimenté l'eau oxygénée en potions et en lavements chez une dizaine de malades. Le succès n'a pas répondu davantage à mon attente, et j'ai dû renoncer à pousser plus loin l'expérimentation.

Après avoir passé en revue les différents ordres de médicaments qne je n'ai pas cru devoir employer, ou dont j'ai été obligé de cesser l'administration, après l'expérience faite, je vais énumérer ceux qui m'ont paru les plus efficaces. Dans ce but, j'étudierai le traitement des quatre périodes du choléra que j'ai établies dans la symptomatologie.

1° *Période prodromique.* — Cette période ne s'est guère montrée à l'hôpital du Pharo que chez quelques malades de la salle d'observation. Elle est constituée, comme on sait, par des troubles digestifs et surtout par la diarrhée.

Lorsqu'un embarras gastrique existait seul, je me contentais de mettre le malade à la diète et de lui prescrire des boissons délayantes. Contre la diarrhée, j'avais l'habitude d'ordonner la potion suivante :

Salicylate de bismuth.	5	grammes.
Laudanum........	15 ou 20	gouttes.
Sirop............	30	grammes.
Eau.............	120	»
M.		

A prendre par cuillerée à bouche toutes les heures.

Dans le cas où, avec la diarrhée prémonitoire, j'observais un certain abattement, avec petitesse du pouls, je faisais prendre de préférence la préparation suivante :

Ether sulfurique.......	1	gramme.
Laudanum.............	15	gouttes.
Eau de mélisse..........	10	grammes.
Sirop..................	30	»
Eau	120	»
M.		

2° *Période d'invasion.* — Lorsque les malades étaient apportés dans un état de maladie plus avancé, mais sans algidité, on commençait par leur administrer, toutes les demi-heures, une grande cuillerée de la potion précédente. Si les vomissements et la diarrhée persistaient, on leur faisait prendre des boissons glacées, de la limonade gazeuse et du thé alcoolisé.

Si les crampes se montraient dans cette période, on faisait des frictions avec des flanelles imbibées d'essence de térébenthine sur les régions où se produisaient les contractions musculaires. Ces frictions ont un triple résultat. D'abord elles calment la souffrance, ensuite elles ramènent la chaleur qui tend à disparaître et enfin elles donnent lieu à une certaine production d'ozone qui se répand dans l'atmosphère de la salle et qui contribue à la désinfecter, en détruisant les matières organiques en suspension dans l'air.

Pour toutes ces raisons, je préfère les frictions térébenthinées aux bains de vapeur, recommandés par quelques médecins, et qui ont l'immense inconvénient, surtout dans la période algide, de produire une grande déperdition de liquides et d'augmenter par conséquent le collapsus.

3° *Période algide.* — Malgré le traitement employé, les symptômes s'accusant davantage, la période algide se dessinant, il fallait recourir à des moyens plus énergiques. Le malade était enveloppé dans des couvertures de laine et des cruchons d'eau chaude placés autour de son corps. On lui donnait à boire, par petites quantités à la fois, des boissons glacées, des boissons gazeuses, du thé alcoolisé. Toutes les demi-heures, on lui administrait une cuillerée à potage de la potion dont se servait M. J. Bouley à Necker, en 1865, et qui était ainsi formulée :

Ether sulfurique.......	4 grammes.
Laudanum...	15 gouttes.
Sirop de fleurs d'oranger.	30 grammes.
Eau	120 grammes.
M.	

A cette préparation je faisais ajouter 5 à 10 grammes d'acétate d'ammoniaque lorsque la cyanose se produisait et que le pouls devenait presque insensible.

Contre les crampes, on continuait les frictions térébenthinées, et si ce symptôme douloureux était trop prononcé, je faisais pratiquer une ou deux fois par jour, quelquefois trois, *loco dolenti*, une injection hypodermique de chlorhydrate de morphine de un centigramme.

Injections hypodermiques de morphine. — C'est ici le lieu de s'expliquer sur la valeur de ce moyen qui a été condamné comme produisant une stupeur trop considérable pendant la période de réaction (J. Rochard), comme pouvant amener des accidents à cause de l'anurie qui empêche son élimination (Dujardin-Baumetz), ou bien comme pouvant déterminer un état de collapsus plus marqué (Cunéo).

Mais, avant de discuter ces différentes objections, je tiens à élucider une question qui a été posée à la Société de Thérapeuthique de Paris, par M. Constantin Paul, à savoir si les médicaments introduits par la voie sous-cutanée sont absorbés pendant l'état algide. Je crois que cette absorption, pour être un peu plus lente, n'en est pas moins certaine dans le plus grand nombre des cas. Déjà H. Bourdon avait trouvé dans les urines du sulfate de quinine qu'il avait injecté sous la peau (1). A l'hôpital du Pharo, les crampes musculaires cédaient quelques instants après l'injection de morphine, preuve évidente que le médicament avait été absorbé. Lorsque ce symptôme douloureux se reproduisait, les malades réclamaient eux-mêmes une nouvelle piqûre, preuve non moins certaine qu'ils en avaient reconnu l'efficacité.

---

(1) Desnos. Ouvrage cité

Quant au reproche adressé par M. J. Rochard à l'emploi de ce moyen qui, d'après lui, causerait une stupeur trop profonde, je ne ne le crois pas fondé par la raison suivante : la stupeur de la période de réaction ne reconnaît pas pour cause la nature de la médication employée. Ce symptôme est d'autant plus prononcé que l'atteinte cholérique a été plus violente, et les malades qui arrivaient à l'hôpital dans un état algide déjà avancé et chez lesquels on ne pratiquait aucune injection de morphine, présentaient plus tard, dans la période de réaction, des phénomènes typhoïdes aussi accusés que les autres.

Je répondrai ensuite à M. Dujardin-Baumetz qu'on ne doit pas dépasser une certaine dose du médicament à injecter, justement à cause de la difficulté de son élimination par les urines, puisqu'elles font défaut dans l'état algide ; qu'on ne doit pas non plus recourir aux injections lorsque l'état général du malade les contre-indique, c'est-à-dire lorsque le collapsus est trop accentué. Mais que, dans tous les cas, il faut proportionner les doses, à l'intégrité plus ou moins grande des fonctions vitales.

Enfin je regrette de ne pas être de l'avis du docteur Cunéo quant au choix de l'alcaloïde à employer. M. Cunéo préfère l'atropine, accusant la morphine de produire la prostration des forces. Après avoir pris connaissance de la thèse de M. Randon, écrite sous l'inspiration de son maître, M. Cunéo, je me suis servi de cet agent, que j'ai administré aux mêmes doses que celles employées à l'hôpital de la Marine. J'avoue que les résultats que j'ai obtenus n'ont pas été supérieurs à ceux que m'avait déjà fournis l'emploi de la morphine. D'ailleurs, l'alcaloïde de la belladone est un médicament beaucoup plus dangereux et beaucoup plus difficile à manier que celui de l'opium. Si ce dernier peut être accusé de produire l'état comateux, à plus forte raison peut-on adresser ce reproche à l'atropine ; au contraire, la morphine, à faible dose, produit une action excitante sur le système circulatoire, ainsi que l'ont démontré Pécholier et Huchard.

Le professeur Fonssagrives, dans son remarquable article du Dictionnaire de Dechambre, a fait voir que l'opium, à dose modérée, détermine une pointe d'ébriété analogue à celle que produit l'alcool. On connaît aussi le mot de Brown : « *opium non sedat, mehercle !* », et on sait que ce médecin de génie avait recours tantôt à l'opium, tantôt à l'alcool pour obtenir l'excitation cérébrale dont il avait besoin pour produire ses immortels travaux. J'ai observé moi-même, il y a quelques années, un fait qui prouve l'action excitante et régulatrice de la morphine sur le système circulatoire :

Un enfant de quatre ans, atteint de méningite tuberculeuse, avait des douleurs de tête si atroces et si continues que les inhalations de chloroforme, que je faisais pratiquer, ne parvenaient à amener qu'un calme relatif. Malgré l'âge de mon petit malade, je me décidai à faire une injection hypodermique de 1/4 de centigramme de morphine. Les douleurs cessèrent, le sommeil survint et le pouls, qui était *petit et irrégulier*, devint immédiatement *régulier et beaucoup plus sensible.* A chaque nouvelle piqûre, nécessitée par le retour des douleurs, les mêmes phénomènes circulatoires se reproduisirent jusqu'au moment où la mort arriva.

Il me semble donc bien démontré que la morphine, employée sagement, est un moyen qui, loin de déterminer le collapsus, peut au contraire aider au relèvement du pouls.

Pour toutes ces considérations, j'ai cru devoir utiliser le chlorhydrate de morphine en injections sous-cutanées pour combattre certains symptômes fort pénibles chez mes malades du Pharo. Je les ai prescrites :

Contre les crampes des membres qui ne cédaient pas aux

frictions térébenthinées ou qui se renouvelaient trop fréquemment et trop violemment ;

Contre cette barre si douloureuse qui étreint quelquefois la partie inférieure de la poitrine ;

Contre le hoquet, soit qu'il survînt pendant l'état algide, soit qu'il se montrât pendant la période de réaction.

Contre les vomissements, enfin, que n'avaient pu maîtriser ni la glace, ni les boissons gazeuses, et qui s'accompagnaient de crampes stomacales très violentes.

C'est dans ce dernier cas, surtout, que les injections de morphine m'ont été précieuses. Grâce à leur emploi, j'ai vu souvent les vomissements se modérer, et quelquefois s'arrêter complètement. Les malades pouvaient alors tolérer quelques boissons, et on voyait diminuer cette dépression des forces que les vomissements répétés sont si prompts à produire. Lorsque le collapsus était trop prononcé, aux injections de morphine on substituait les injections d'éther, sans que l'emploi de ce moyen, il faut bien l'avouer, ait jamais donné le moindre résultat satisfaisant.

En résumé, j'affirme que la morphine m'a rendu de très grands services, en faisant disparaitre les crampes douloureuses des membres et des autres régions du corps, et en combattant efficacement la persistance des vomissements. J'ajoute que jamais je n'ai vu aucun inconvénient sérieux résulter de l'administration de cet agent thérapeutique.

Inhalations d'oxygène. — C'est dans la forme asphyxique du choléra, que ce moyen peut être utilisé avec quelques chances de succès. Lorsque la respiration devient courte, précipitée, anxieuse, que le pouls baisse de plus en plus, que la mort paraît imminente, les inhalations d'oxygène peuvent retarder le dénoûment fatal et ont, dans quelques cas, produit de véritable résurrections. Je me contenterai de citer un fait de ce genre. Dans le courant du mois de septembre, une femme âgée de 35 ans, était entrée au Pharo en état d'algidité cyanique. A ma visite du soir, je trouvai son état encore empiré, avec une respiration précipitée, très courte, le pouls à peine sensible et une sueur visqueuse recouvrant tous ses membres. M. le docteur Poucel, mon collègue des hôpitaux, suivait ce jour-là ma visite. Je fis immédiatement faire un inhalation de 20 litres d'oxygène. Sous son influence, la respiration parut se régulariser, le pouls devint un peu moins filiforme, mais néanmoins je me retirai en portant un pronostic fatal. Le lendemain matin, elle était beaucoup mieux, et M. Poucel, qui se trouvait au Pharo au moment de ma visite, fut aussi émerveillé que moi du changement qui s'était produit. Cette malade guérit.

Les inhalations d'oxygène, employées pendant la période asphyxique, ralentissent les mouvements respiratoires et les régularisent. Elles relèvent le pouls, prolongent l'existence des malades et permettent ainsi de lutter plus longtemps et avec plus de chances de succès.

Ozone. — L'ozone est le corps le plus oxydant que l'on connaisse. Il ne peut être mis en contact avec n'importe quelle substance sans l'oxyder. C'est cette propriété qui fait de l'ozone un désinfectant puissant.

D'autre part, divers observateurs ont cru reconnaître que l'ozone diminuait et même disparaissait pendant les épidémies de choléra. En 1865, M. Gauckler, ingénieur des Ponts-et-Chaussées, membre du Comité central de météorologie de l'Alsace, avait remarqué que dans toutes les localités infectées l'ozone avait disparu. M. le docteur Onimus a fait la même observation cette année à Marseille (1).

(1) Onimus. *Ozone et choléra.* Communication faite à l'Académie de médecine, le 19 août 1884.

De là à chercher à utiliser l'emploi de l'ozone dans la thérapeutique du choléra il n'y avait qu'un pas, et M. Onimus est venu lui-même faire des expériences dans ce sens à l'hôpital du Pharo. Malheureusement, pour des circonstances indépendantes de la volonté de mon savant confrère, les appareils destinés à électriser l'oxygène n'ont jamais fonctionné que d'une façon intermittente, et il a été impossible de se faire une idée exacte de la valeur de cet agent dans le traitement du choléra.

Mais il ne semble pas que ce moyen puisse jamais être utilisé d'une façon méthodique.

La difficulté de se procurer l'ozone et son instabilité seront toujours un empêchement des plus sérieux. L'air ozonifié pourra servir, à la rigueur, dans une salle d'hôpital comme un moyen de désinfection, mais il ne pourra jamais être employé comme un agent thérapeutique. C'est à peu près ainsi d'ailleurs que conclut M. Onimus dans sa communication à l'Académie de médecine.

« L'ozone étant toxique dès qu'il est en excès, dit M. Onimus, le meilleur mode thérapeutique est de le répandre peu à peu dans les salles ou dans les chambres. Dans ces conditions non seulement il n'est pas nuisible, mais il est pour les malades un excellent stimulant, et il purifie l'atmosphère. C'est ainsi qu'il agit d'une façon utile. Mais nous ne croyons pas qu'on puisse dire que l'ozone guérit le choléra, pas plus qu'il n'est vrai que le manque d'ozone dans l'atmosphère produit le choléra : c'est uniquement une cause prédisposante ».

Injections d'eau dans les veines. — C'est aussi dans la période algide, mais dans quelques cas très graves seulement, que j'ai employé les injections d'eau dans les veines. Pour les deux premiers malades chez lesquels ce moyen a été expérimenté, on s'est servi de l'eau ordinaire à la température de 40°, ainsi que l'avait fait Lorain en 1866. Le résultat ayant été négatif pour ces deux cas, j'eus recours plus tard au sérum artificiel recommandé par M. le professeur Hayem. Chez quatre nouveaux malades, arrivés à la période agonique, je fis injecter de 800 à 1,000 grammes de cette solution ; chez tous, la vie sembla revenir momentanément. Le pouls, insensible à la radiale, se releva. Les malades, qui n'avaient plus de voix, purent répondre d'une façon distincte aux questions qu'on leur adressait. Mais ce relèvement des forces ne fut que momentané. Le collapsus se reproduisit au bout de peu d'instants et la vie ne tarda pas à s'éteindre.

Cette expérience ne fut plus recommencée dans mon service, et je me demande si l'injection d'eau dans les veines des cholériques, en état de collapsus, peut avoir un avantage quelconque. Certes, l'idée qui les a fait introduire dans la thérapeutique du choléra paraît rationnelle. Le sang, dans cette affection, perd une certaine quantité de son eau de constitution, par suite de la grande abondance des évacuations. Il était donc naturel de songer à combattre cette deshydratation par l'introduction dans les veines d'une nouvelle quantité d'un liquide se rapprochant autant que possible, par sa composition, du sérum du sang. Mais la déperdition que fait le liquide sanguin n'est pas toute la question et je crois, comme M. Cunéo, qu'on n'a pas tenu assez compte de l'impression subie par les centres nerveux à la suite de la pénétration dans l'organisme du poison cholérique.

Cependant, si les résultats fournis par cette médication étaient encourageants, il faudrait bien s'incliner, car les faits doivent toujours passer avant les théories. Il n'en est malheureusement pas ainsi, et si nous nous en tenons simplement, sans remonter plus loin, aux succès obtenus par les injections intraveineuses pendant l'épidémie de 1884, on verra que ces succès sont loin de compenser les revers.

Les faits actuellement connus, en province, sont ceux de MM. Thomas et Cunéo, à Toulon : *cinq injections* et *cinq insuccès*; ceux de mon collègue M. Nicolas-Duranty, au Pharo : *six injections* et *six insuccès ;* les injections que j'ai pratiquées dans le même hôpital : *six injections* et *six insuccès* ; enfin les faits de M. Bouveret, à Lyon et dans le département de l'Ardèche : *sept injections* et *six insuccès* (1). Ce qui fait en tout vingt-quatre injections intra-veineuses et vingt-trois insuccès.

Cette petite statistique, on l'avouera, est peu consolante. Il est vrai qu'on peut nous reprocher de n'avoir fait cette opération que dans des cas extrêmement graves et de ne l'avoir pas répétée plusieurs fois sur le même malade, soit que la mort suivit de trop près la première tentative, soit que l'opérateur ne jugeât pas à propos d'intervenir de nouveau.

Mais, depuis que ces observations ont été publiées, le choléra a fait invasion à Paris et les partisans de cette méthode de traitement ont pu encore l'expérimenter. A l'hôpital Saint-Antoine, M. Hayem, a pratiqué cent injections dans les veines. Il a obtenu vingt guérisons, et cinq cas restaient douteux au moment où il a fait sa communication à l'Académie de médecine. Or, M. Hayem a toujours fait cette opération au début de la période algide, et en admettant que les cinq cas douteux se soient terminés par la guérison, la proportion des succès ne serait jamais que de 25 o/o. Ce résultat n'est pas tellement remarquable qu'il doive forcer la conviction en faveur de la supériorité de cette médication, si l'on veut bien surtout tenir compte que dans le même service on associait, chez le même malade, aux injections dans les veines, l'emploi des remèdes ordinaires.

---

(1) BOUVERET. *Injections intra-veineuses d'eau salée dans. le traitement du choléra*. Lyon 1884.

Je ne crois donc pas qu'on soit autorisé à considérer les injections d'eau dans les veines comme une méthode destinée à un grand avenir. Depuis 1832, elles ont été employées dans presque toutes les épidémies et jamais elles n'ont procuré des résultats satisfaisants.

En résumé, les médications qui m'ont paru le plus utiles, à l'hôpital du Pharo, pendant la période algide du choléra, sont : les excitants internes, les frictions térébenthinées pour ramener la chaleur à la périphérie et faire cesser les crampes, les injections hypodermiques de morphine et les inhalations d'oxygène.

Période de réaction. — De même que dans la période algide, j'ai dû, au moment où la réaction se montrait, varier la médication d'après les indications qui se produisaient.

Lorsque la réaction était franche, ce qui était le cas le plus rare, je me contentais de surveiller l'alimentation. Dans la forme soporeuse simple, en même temps que je prescrivais un régime sévère, le lait et le bouillon, je faisais administrer dans la journée plusieurs tasses de café noir et ce traitement suffisait pour permettre au malade d'arriver sans incidents jusqu'à la convalescence.

Dans la forme typhoïde adynamique, il fallait surveiller l'état de la langue et de l'intestin, tâcher de modérer la diarrhée lorsqu'elle persistait et administrer le quinquina, sous forme d'extrait, lorsque la langue n'était ni trop sèche ni trop rouge. Si la constipation se présentait, je prescrivais des doses légères d'huile de ricin. Si la langue était sèche et desquamée, j'insistais sur le régime lacté et je faisais cesser l'usage du quinquina.

En même temps, on surveillait l'état du pouls et la température. Si l'injection de la face était trop vive, on faisait sur la tête des applications d'eau glacée qu'on renouvelait très fréquemment. Dans deux cas, j'ai fait appliquer des vésicatoires aux cuisses pour combattre cette congestion céphalique, mais sans être satisfait du résultat.

Lorsque le pouls était fréquent, avec une température axillaire dépassant 38°, je faisais faire plusieurs fois par jour des lotions froides d'une durée de deux minutes environ. Je me suis généralement assez bien trouvé de l'application de ce moyen. Grâce à lui, la température se modérait, le pouls devenait plus fort et moins fréquent, et le malade sortait momentanément de son état de torpeur. Certainement, les lotions froides n'ont pas toujours amené la guérison ; mais je puis dire que, dans un grand nombre de cas, elles m'ont permis de lutter avantageusement contre l'exagération de la chaleur accompagnant l'état adynamique.

Dans la forme ataxique, c'est encore aux lotions froides que j'ai eu le plus souvent recours pour combattre l'agitation et le délire. Dans cette forme, je les ai employées même lorsque la température ne dépassait pas 37°.

Cette forme est, sans contredit, la plus grave que l'on puisse observer pendant la période de réaction. Lorsque les malades ne succombaient pas dans l'état d'ataxie, ils tombaient ensuite dans une prostration telle que la mort ne tardait pas à se produire.

Dans les réactions incomplètes et irrégulières, avec retour de l'algidité, je prescrivais de nouveau les excitants internes, acétate d'ammoniaque, alcool. Lorsque l'asphyxie devenait menaçante, je revenais aussi aux inhalations d'oxygène.

Mais il arrivait fréquemment que les malades paraissaient sortir sains et saufs de tous les périls qu'ils venaient de traverser. La convalescence semblait vouloir s'établir d'une façon définitive. L'état comateux de la période typhoïde disparaissait pour faire place au réveil de l'intelligence. Le malade commençait à s'intéresser à ce qui se passait autour de lui. Cependant, une soif assez vive persistait. La langue continuait à être rouge et complètement lisse et il existait encore une diarrhée opininiâtre (diarrhée terminale du professeur Peter). Cet état se prolongeait quelquefois assez longtemps pour menacer sérieusement l'existence des malheureux cholériques.

J'ai dû employer différents moyens pour combattre cette entérite. D'abord j'ai eu recours au régime exclusivement lacté. Mais il n'a jamais suffi à lui seul. Après quelques jours de ce régime, la diarrhée persistant, j'ai fait couper le lait avec une certaine quantité d'eau de chaux. Puis j'ai prescrit, concurremment avec le régime lacté, le salicylate de bismuth et les préparations opiacées. Ces moyens ne se montrant pas plus efficaces, j'eus l'idée de faire appliquer sur l'abdomen d'un jeune homme de 23 ans, qui conservait depuis six jours cette diarrhée opiniâtre et qui voyait ses forces s'affaiblir de plus en plus, des linges trempés dans l'eau glacée qu'on devait renouveler tous les quarts d'heure. Après une demi-journée de ce traitement, la diarrhée était complètement arrêtée et le malade, dont le régime continua à être l'objet d'une surveillance minutieuse, put enfin sortir guéri de l'hôpital.

Ces mêmes applications froides furent prescrites, par la suite, chez trois autres malades qui se trouvaient dans les mêmes conditions que le jeune homme dont il vient d'être question. Mais elles échouèrent absolument dans ces trois cas. J'arrivai alors à l'emploi des lavements avec l'extrait de ratanhia que je faisais administrer de la façon suivante : matin et soir, on faisait prendre, dans les cas de diarrhée persistante, un lavement simple, suivi, immédiatement après son rejet, d'un quart de lavement avec 2 grammes d'extrait de ratanhia, additionné de 4 gouttes de laudanum pour établir plus facilement la tolérance.

Ce dernier agent thérapeutique m'a été extrêmement utile et je ne saurais trop le recommander pour combattre ces diarrhées opiniâtres qui accompagnent si souvent la fin de la période de réaction. Lorsque j'ai commencé à l'employer, j'avais dans mes salles six malades que je regardais comme voués à une mort certaine et qui n'ont dû leur salut qu'à cette médication. Il est bien entendu que l'alimentation doit continuer à être surveillée avec la plus grande rigueur jusqu'à la disparition complète de tous les signes de l'inflammation intestinale.

Les deux observations qui suivent, exposées très brièvement, montrent bien la durée considérable de ces diarrhées terminales. La première a été recueillie par M. Oddo et la seconde par M. Giraud, internes du service :

« 1° Pascal X..., pêcheur, âgé de 55 ans, entre à l'hôpital du Pharo, le 14 juillet, en état d'algidité cyanique. Les symptômes algides persistent jusqu'au 18 et la réaction commence à se faire. Elle est difficile, irrégulière, avec tendances au refroidissement.

« Cependant les manifestations cholériques s'amendent vers la fin juillet, et le 1er août la convalescence semble vouloir s'établir. Il ne restait qu'un peu de diarrhée qu'on espérait pouvoir enrayer avec la continuation d'un régime sévère : lait et bouillon.

« Mais alors la langue, qui avait été fortement saburrale pendant la période de réaction, se dépouille non seulement de son enduit saburral, mais même de son épithélium. Elle devient rouge, lisse et sèche. La soif est vive, le ventre devient douloureux et les selles augmentent de fréquence, en même temps qu'elles sont glaireuses et peu copieuses. Pendant deux jours, le malade est soumis à la diète lactée, à l'exclusion de tout autre traitement. L'état restant le même, le 3 août, on prescrit des applications froides sur le ventre qui ne produisent aucun résultat.

« Le 5 août, l'état général étant toujours le même, les garde-robes n'ayant pas diminué de fréquence, M. Trastour demande l'avis du professeur Markowich, de Bukharest, qui suivait la visite. Ce dernier conseille des fomentations chaudes sur l'abdomen avec la continuation du régime lacté. Ce moyen est appliqué pendant 24 heures sans plus de succès.

« Le malade s'affaiblissait de plus en plus. Le pouls était petit et fréquent. La langue toujours rouge et sèche et la soif vive. La température commençait de nouveau à descendre au dessous de la moyenne. C'est alors que M. Trastour eut l'idée d'essayer les lavements avec l'extrait de ratanhia. Deux lavements furent prescrits, un le matin et l'autre le soir, avec 2 grammes d'extrait de ratanhia chacun.

« Quelques jours après, une amélioration sensible commençait à se produitre. L'usage du lait fut continué concurremment avec les lavements de ratanhia et, après des alternatives de mieux et de plus mal, Pascal X... put quitter l'hôpital dans les premiers jours du mois de septembre.

« Son entérite consécutive avait duré un grand mois et n'avait cédé qu'à l'usage, longtemps continué, du ratanhia. »

Dans la deuxième observation, ce même médicament a été employé aussi, mais sans réussite. C'est à l'opium et au lait que revient l'honneur de la guérison. Quant à la durée de l'affection intestinale elle, a été aussi considérable que pour le malade qui fait l'objet de l'observation précédente :

« 2° Michel Servais, âgé de 15 ans, né à Antibes, mousse à bord de l'*Hirondelle*, entre au Pharo, le 15 juillet, à 5 heures du soir.

« Choléra à la période de réaction ; état soporeux ; prostration. On lui donne de l'éther, de l'acétate d'ammoniaque, du café et on lui fait faire deux lotions froides par jour.

« Les symptômes cholériques cèdent et, le 28 juillet, il ne reste plus que de la diarrhée que l'on combat par la diète lactée. Ce régime est continué jusqu'au 6 août et on a soin de faire prendre au malade deux lavements par jour avec l'extrait de ratanhia à cause de la persistance des selles.

« Le 6, les garde-robes diminuent, mais la langue est toujours très sèche et rouge ; elle est dépouillée de son épithélium. L'entérite persiste donc. En effet, le 11, la diarrhée reparaît et on est obligé de reprendre le régime lacté et les lavements de ratanhia jusqu'au 19.

« Ce traitement ayant échoué, on prescrit, le 20 août, 0,10 centigr. d'extrait thébaïque dans une potion gommeuse et on continue l'usage du lait.

« La diarrhée diminue et disparaît complètement le 27. Le malade sort guéri le 8 septembre. »

On a accusé les traitements excitants de produire cette irritation intestinale, de même qu'on a accusé le laudanum, employé pendant la période algide, de donner lieu à l'état comateux de la période de réaction. Je crois n'avoir mérité par ma thérapeutique ni l'un ni l'autre de ces reproches ;

car dans toutes les phases de la maladie je ne me suis servi que de doses toujours très modérées. Je n'ai jamais fait de médications incendiaires et, au début de l'épidémie, j'ai dû calmer le zèle de mesinternes qui étaient portés à agir toujours trop énergiquement.

Après avoir sacrifié, pendant un temps très court, aux idées nouvelles, et après avoir expérimenté les remèdes microbicides, je suis revenu aux saines doctrines de la thérapeutique rationnelle que j'ai toujours pratiquée avec la plus grande prudence et la plus grande modération. Je me suis attaché à visiter souvent les malades, et à lutter pied à pied contre les différents symptômes.

Les résultats obtenus au Pharo sont relativement satisfaisants, si l'on veut bien tenir compte de la gravité de la maladie que nous avions à combattre, de la rapidité de son évolution et des désordres qui étaient déjà produits chez les malades au moment de leur entrée à l'hôpital.

Aussi la conclusion que je crois pouvoir tirer de tout ce qui précède, au point de vue thérapeutique, est la suivante :

Dans le traitement du choléra, on doit exclure toute médication systématique et faire uniquement la médecine des indications.

www.ingramcontent.com/pod-product-compliance
Ingram Content Group UK Ltd.
Pitfield, Milton Keynes, MK11 3LW, UK
UKHW051023210726
13857UKWH00007B/1241